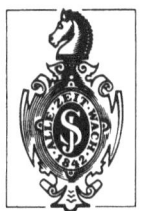

Elmar Wendler

Zähne

Ein Wegweiser zur Mundgesundheit

Springer-Verlag
Berlin Heidelberg New York
London Paris Tokyo
Hong Kong Barcelona
Budapest

Mit 73 Abbildungen, davon 12 in Farbe

ISBN-13:978-3-540-56664-9 e-ISBN-13:978-3-642-93542-8
DOI: 10.1007/978-3-642-93542-8

Dieses Werk ist urheberrechtlich geschützt. Die dadurch begründeten Rechte, insbesondere die der Übersetzung, des Nachdrucks, des Vortrags, der Entnahme von Abbildungen und Tabellen, der Funksendung, der Mikroverfilmung oder der Vervielfältigung auf anderen Wegen und der Speicherung in Datenverarbeitungsanlagen, bleiben, auch bei nur auszugsweiser Verwertung, vorbehalten. Eine Vervielfältigung dieses Werkes oder von Teilen dieses Werkes ist auch im Einzelfall nur in den Grenzen der gesetzlichen Bestimmungen des Urheberrechtsgesetzes der Bundesrepublik Deutschland vom 9. September 1965 in der jeweils geltenden Fassung zulässig. Sie ist grundsätzlich vergütungspflichtig. Zuwiderhandlungen unterliegen den Strafbestimmungen des Urheberrechtsgesetzes.

© Springer-Verlag Berlin Heidelberg 1993

Redaktion: Ilse Wittig, Heidelberg
Umschlaggestaltung: Bayerl & Ost, Frankfurt, unter Verwendung einer Photographie von A. Pohlmann, München
Abbildungen: Vom Autor, soweit im Abbildungsnachweis nicht anders angegeben
Innengestaltung: Andreas Gösling, Bärbel Wehner, Heidelberg
Herstellung: Bärbel Wehner, Heidelberg
Satz: Datenkonvertierung durch Springer-Verlag

theoria sine praxis
est sicut currus sine axis
praxis sine theoria
est sicut currus sine via

Meinen Patienten gewidmet

Inhaltsverzeichnis

Offener Brief an Sie 1

Wissenswertes rund um den Zahn

1 Wie entwickeln sich die Zähne? 9

**2 Mund und Zähne –
Aufbau und Funktion** 17
Die Zahnreihen im Überblick 17
Form und Kontakte der Zahnkronen. 20
Die Zahnwurzeln. 22
Die Zahnreihen – eine wichtige Schaltstelle.. 24
Die Kiefergelenke – einmalige Mechanik 27
Ein Blick ins Mikroskop 29
    Schmelz. 30
    Dentin. 33
    Zahnhalteapparat 37
    Das Innenleben des Zahnes. 42
»Im Mund heilt alles schneller« 45
Die Speicheldrüsen. 46
Eine Führung durch den Mund –
Mundschleimhaut und Zunge 48

3 Etwas Pathologie ... 54

Was ist Karies? ... 54
Wie entsteht der Zahnschmerz? ... 57
Folgenschwer – die nichtbehandelte Karies ... 58
Zahnlücken ... 62
Keine Karies
und trotzdem fehlt dem Zahn etwas ... 64
    Der hypersensible Zahnhals ... 65
    Keilförmige Defekte ... 67
    Abrasionen und Schliffacetten ... 68
    Verfärbungen ... 72
Der Zahnstein ... 73
    Entstehung von Zahnstein ... 74
    Der Zahnstein und seine Folgen ... 75

Die zahnärztliche Behandlung

4 Die Zahnerhaltung steht an erster Stelle ... 79

Die Füllung ... 80
Wie und womit wird eine Füllung gelegt? ... 84
»Und dann schläft dein Zahn...« ... 87
Zauberwort Laser ... 89
Verschiedene Füllungsarten ... 92
    Schlecht beleumundet: das Amalgam ... 92
    Gewußt wann: Kunststoff-Füllungen
    und Zemente ... 103
    Klassenbester: das Goldinlay ... 106
    Zahnfarbe wird gewünscht:
    Keramik- und Kunststoffinlays ... 107
Den Zahn am Leben erhalten ... 108
    Indirekte Überkappung ... 108
    Direkte Überkappung ... 109
    Vitalamputation ... 112
Die Wurzelkanalbehandlung ... 112

5 Die »Zahnfleischbehandlung« – Der Erfolg liegt in Ihrer Hand........... 116
Diagnostik............................. 116
Vorbehandlung 121
Systematische Therapie 124
Weitere Erkrankungen am Zahnfleisch
und deren Therapie 126

6 Zahnärztliche Chirurgie 130
Chirurgische Zahnerhaltung 131
   Wurzelspitzenresektion................ 132
   Reimplantation, Transplantation 133
   Hemisektion, Prämolarisation
   und Wurzelamputation................ 136
Präprothetische Chirurgie 139
Die Zahnentfernung –
wenn gar nichts mehr geht............... 141
   Die operative Zahnentfernung 146
   Und ewig ruft der Weisheitszahn 147
Implantate 149

7 Zahnärztliche Prothetik 153
Festsitzender Zahnersatz 155
   Die Überkronung von Zähnen 155
   Verschiedene Kronenarten 161
   Brücken schließen Lücken............. 163
   Verschiedene Brückenarten............ 166
Herausnehmbarer Zahnersatz 168
   Vollprothesen 168
   Gewöhnungsbedürftig –
   die erste Zeit mit der Prothese.......... 173
   Immediatprothesen (Sofortprothesen).... 174
   Interimsprothesen 175
   Klammergestützte Teilprothesen........ 176

Kombinierter (festsitzend-herausnehmbarer)
Zahnersatz 179
   Klammergestützte Teilprothesen
   mit Kronen........................ 182
   Konus- und Teleskopkronen 182
   Geschiebe.......................... 183
   »Druckknöpfe« 184
   Stege.............................. 184
   Riegel.............................. 185

Die Prophylaxe

8 Prophylaxe ist auch Angstabbau 189

9 Vom Zähneputzen 195
Technik............................. 195
Bürste 199
Zahnpasten.......................... 202
Zahnseide........................... 204
Weitere Mundpflegemittel und -geräte 208
   Spezial-Zahnseide 208
   Interdentalbürstchen 209
   Zahnstocher....................... 210
   Mundduschen 211
   Mundwasser 212

10 Prophylaxe beim Zahnarzt 213
Beratung............................ 213
Belagsentfernung..................... 214
Fissurenversiegelung 217
Spezielle Tests....................... 218
Fluoridierung 219

11 Fluoridierung – Für und Wider 220
Was sind Fluoride? 220
Systemische Anwendung der Fluoride 224
Lokale Anwendung der Fluoride 225

12 Ernährung 227
Einfluß auf die Zahnbildung 231
Der Zucker 233
Einige Tips.......................... 235

Zum guten Schluß 238

Glossar............................. 239

Ausgewählte Literatur 252

Abbildungs- und Tabellennachweis 256

Geleitwort

Zähne spielen eine große Rolle in unserem Leben und tragen erheblich zur Lebensfreude bei. Die Nahrungsaufnahme, die Sprache, die Mimik, der Gesichtsausdruck sind von den Zähnen abhängig. Eine zumindestens im normal sichtbaren Bereich wohlgestaltete Zahnreihe gehört zur Erkennungsmelodie eines Menschen. So darf es nicht verwundern, daß viele Eigenschaften mit diesen Zähnen verbunden werden. Der Säugling wird mit dem Erscheinen der ersten Zähne zum Kleinkind. Mit den dritten Molaren soll die Weisheit durchbrechen, wir werden zum Erwachsenen. Später beißen wir auf die Zähne, wenn Ausdauer erforderlich ist. Wir werden aggressiv, wenn wir die Zähne zeigen, wenn es schließlich Zahn um Zahn geht. Vor Zorn knirschen wir mit den Zähnen, vor Angst klappern wir damit. Wir erforschen einen Menschen, wenn wir ihm auf den Zahn fühlen. Ist er böse, so hat er Haare auf den Zähnen. Ist er arrogant, so muß dieser Zahn ihm gezogen werden. Und wenn es uns ganz schlecht geht, kommen wir zahnlos auf dem Zahnfleisch einher. Manchmal begegnet uns noch ein steiler Zahn, bevor wir ins Gras beißen. Und darüber freuen wir uns.

So muß es eigentlich verwundern, daß die Mehrzahl der Menschen nur relativ wenig aufgeklärt ist über die Entstehung, die Entwicklung, die Aufgaben ihres Kauorgans, über die Möglichkeiten, es bis zum Lebensende schmerzfrei und funktionstüchtig zu erhalten, über die aufgrund unserer Zivilisationskost erforderliche tägliche Pflege und über die Möglichkeiten, bei Erkrankungen des Kauorgans – auf sicher künstlichem Weg – die Gesellschaftsfähigkeit des Menschen zu erhalten oder wieder zu gewinnen.

Dieser Aufklärung soll das vorliegende Buch dienen. In für den Laien verständlicher, oft humorvoller Form wird der Leser mit seinem Kauorgan vertraut gemacht und kann sich manche Unannehmlichkeiten ersparen.

Das große Problem der Zahn-, Mund- und Kieferheilkunde ist die Tatsache, daß es bei der Mehrzahl der Erkrankungen der Zähne eine Heilung im Sinne der Wiederherstellung des ursprünglichen Zustandes nicht gibt. So sind wir auf Füllungen, auf Kronen, auf Wurzelbehandlungen, auf Brücken und auf herausnehmbare Prothesen angewiesen. Das Buch beantwortet auch jene Fragen, die in den Medien oft einseitig dargestellt werden oder falsche Hoffnungen wecken, denken wir nur an die Implantate, die Amalgamdiskussion, das Palladium und allergische Probleme im Zusammenhang mit der restaurativen Zahnheilkunde.

Auch dem Zahnarzt erleichtert der richtig »aufgeklärte« Patient seine Aufgabe. Und die Effektivität seiner Arbeit hängt wesentlich von der Mitarbeit, vom Verständnis seiner Patienten ab. Der Zahnarzt sollte dieses Buch lesen, um es seinen Patienten empfehlen zu können. Alle die sollten es durchstudieren, die mit der Erziehung von Kindern, Jugendlichen und Erwachsenen zu tun haben. In erster Linie aber ist es für den bewußt lebenden Menschen gedacht, der Zahnheilkunde nur passiv erlebt oder erleidet, damit er weiß, welche Freuden und welche Probleme sein ureigenstes Kauorgan ihm bereiten kann. Er erfährt, wie er es gesund und funktionstüchtig erhalten kann, und er weiß nach der Lektüre, welche Möglichkeiten bei pathologischen Prozessen in der Mundhöhle gegeben sind. In diesem Sinn stellt das Buch einen wichtigen Beitrag zur Mundgesundheit dar.

Univ.-Prof. Dr. Dr. W. Ketterl

Offener Brief an Sie

Liebe Leserin, lieber Leser, was ist ein Zahnarztbesuch für Sie?

Ein Teil der Gesundheitsfürsorge, ein regelmäßiger »check up«, um rechtzeitig Schäden zu vermeiden, oder ist er eher eine unangenehme Notwendigkeit, wenn nicht sogar das blanke Grauen, dem man sich erst aussetzt, wenn es gar nicht mehr anders geht? Ich fürchte, bei einem Großteil der Patienten liegt die ehrliche Antwort noch zwischen den letzten beiden Möglichkeiten. Dabei erfährt die Zahnheilkunde derzeit einen deutlichen Wandel. Lange Zeit war sie eine Disziplin, die Schäden, die als schicksalhaft hingenommen wurden, ständig nur zu reparieren hatte. Daraus entwickelt sich eine heilende, vorbeugende und zur Vorsorge anhaltende ärztliche Tätigkeit.

Die Vermeidung von Krankheiten durch Aufklärung und Beratung ist ein wichtiges Ziel des Zahnarztes. Die »Behandlung« liegt in diesem Punkt überwiegend in der Hand des Patienten und der »behandelnde Arzt« wird auf großen Strecken zum »beratenden Arzt«. Diese Veränderung im Selbstverständnis der Zahnheilkunde bekommt sicher sowohl der Zahngesundheit als auch dem Erscheinungsbild des Berufsstandes in der Öffentlichkeit.

Im Gespräch mit Patienten wie auch mit Kollegen wird aber immer wieder deutlich, daß die zahnärztliche Beratung oft in der Praxis zu kurz kommt. Die Gründe dafür sind vielschichtig. Patienten beklagen den Zeitmangel. Die Menge an Information, Aufklärung und Rat, die schließlich zu einer gemeinsamen Entscheidung führen soll, steht in keinem Verhältnis zu der dafür zur Verfügung stehenden Zeit. Die Begründung für den gewählten Behandlungsgang – häufig sogar die Diagnose – können in einer Atmosphäre, die zusätzlich von Anspannung und Angst vor der bevorstehenden Behandlung gekennzeichnet ist, nicht nachvollzogen werden.

Für die Zahnärzte ist das Beratungsgespräch der einzige Teil ihrer Tätigkeit, den sie nicht auch einmal aus Patientensicht erleben. Es bietet sich für sie immer dann, wenn sie sich selber als Patienten auf dem Behandlungsstuhl wiederfinden, die Möglichkeit zur Selbstkritik. Dann wird deutlich, was besser oder angenehmer gestaltet werden kann. Nur das Beratungsgespräch, das sich zwischen Kollegen notwendigerweise anders (sicher nicht zwingend geistreicher) gestaltet, bleibt davon unberührt (Abb. 1).

Zusätzlich sehen sich die Zahnärzte durch die Krankenkassen zunehmend zur Eile getrieben. Die »Beratung (Ä 1)« darf, um die durchschnittlichen fixen Praxiskosten zu decken, knapp zwei Minuten dauern. Darüber hinaus berät sich der selbständige Kassenzahnarzt in die roten Zahlen.

Das Bedürfnis nach ausführlicher Information und Beratung ist jedoch deutlich. Vom Patienten vorgetragene Wünsche wie »die Zähne schärfen zu lassen« oder die nicht selten gehörte Überzeugung »der Rest muß raus, und dann ist Ruhe«, zeigen Extreme. Aber auch speziellere Fragen wie »Warum kann ein kariesfreier Zahn Beschwerden machen?«, »Wenn ein wurzelbehan-

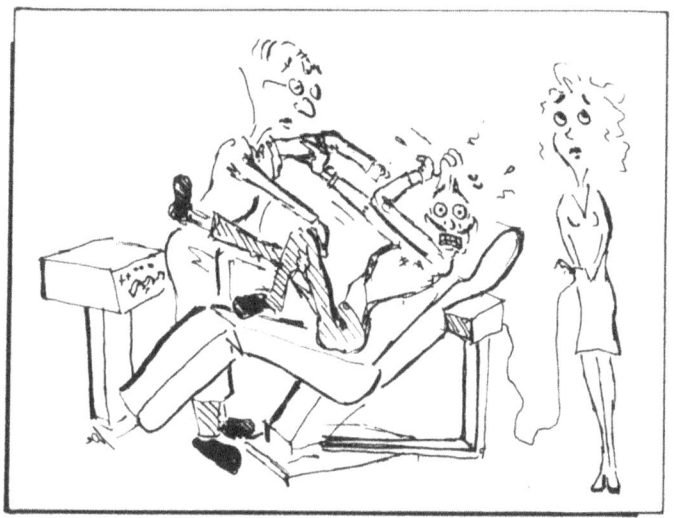

Abb. 1. »Aber Herr Kollege, es muß doch sein!«.

delter Zahn »tot« ist, warum wird er nicht abgestoßen?« oder »Warum muß heute ein Zahn überhaupt noch gezogen werden?« verlangen nach eingehender Erklärung.

Nachdem die Angst ein wesentliches Stichwort im Zusammenhang mit zahnärztlicher Behandlung ist, sollte auch sie bei einer Beratung nicht unbeachtet bleiben. So wird es Ihnen möglich, dieses Problem offen anzusprechen und es zu überwinden oder zumindest damit umgehen zu können.

Fachliche Information bietet auch Schutz vor dubiosen, zum Teil unverantwortlichen Veröffentlichungen in einigen Zeitschriften und Ratgeberbüchern, von denen Beispiele zitiert werden.

Schließlich erwachsen aus der Kenntnis des eigenen Körpers Interesse und Freude, ihn fit und gesund zu erhalten. Gerade das führt auch zu einem angstfreieren

Umgang mit Behandlungen und Behandelnden. Die zahnärztliche Beratung wird zur Trainingseinheit in Mundgesundheit, und der Praxisbesuch ist nicht länger eine unangenehme Notwendigkeit.

Entsprechend dieser Zielsetzung wurde der Inhalt des Buches in drei Abschnitte gegliedert, die einander als Ergänzung notwendig brauchen:

- Zuerst wird das Kausystem in seiner Entwicklung, Struktur und Funktion dargestellt.
- Im zweiten Abschnitt werden häufige zahnärztliche Behandlungsmaßnahmen auf dieser Grundlage beschrieben.
- Der dritte Abschnitt geht auf Ihre eigene Vorsorge und so auf die Vermeidung von Krankheiten ein.

Auch wenn diese drei Abschnitte logisch aufeinander fußen, muß das Buch nicht von Seite eins bis zum Schluß gelesen werden. Der Text enthält häufig Querverweise zum jeweiligen Thema in ein anderes Kapitel. Diese sowie ein ausführliches Inhaltsverzeichnis und ein Glossar am Schluß des Buches lassen Sie rasch den Text über das gewünschte Thema finden. Sie werden also immer wieder an Textstellen gelangen, wo Sie entweder einfach weiterlesen oder diese Wegweiser nutzen können.

Auf diese Weise funktioniert auch das »Zahn-Rat-Prinzip«. Egal, welches der Zahnräder Sie zu drehen beginnen, Sie bringen schon mit dem ersten Einsatz Ihre (Zahn-)Gesundheit in Schwung (Abb. 2).

Der häufig beschworene mündige Patient kann auch nur aus den Informationsquellen schöpfen, die ihm geboten werden. Aus diesem Grund habe ich mich bemüht, einen Überblick über die Möglichkeiten zusammenzustellen, die die moderne Zahnheilkunde bietet. Damit sind zwangsläufig Probleme verbunden.

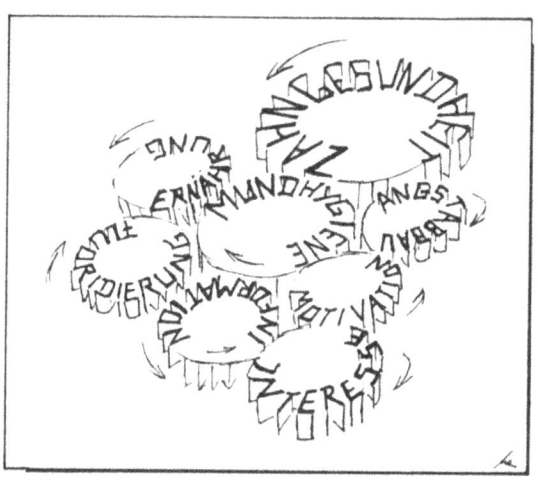

Abb. 2. Zahnräder.

Bei einem vorgegebenen Rahmen sollte einerseits zumindest näherungsweise Vollständigkeit erzielt, andererseits über die einzelnen Fragestellungen nicht zu oberflächlich hinweggegangen werden. Es mußte also eine Auswahl getroffen werden. Ob ich damit Ihren Ansprüchen gerecht werde, ist Ihrem Urteil überlassen. Ich wollte einen Anreiz und eine Grundlage für Ihr persönliches Gespräch mit Ihrem Zahnarzt geben. Vielleicht gelingt es mir aber sogar, bei Ihnen etwas Begeisterung für dieses schöne Fach zu wecken.

In diesem Sinne

PS: Bei allen Lesern/innen, die daran Anstoß nehmen, möchte ich mich schon an dieser Stelle dafür entschuldi-

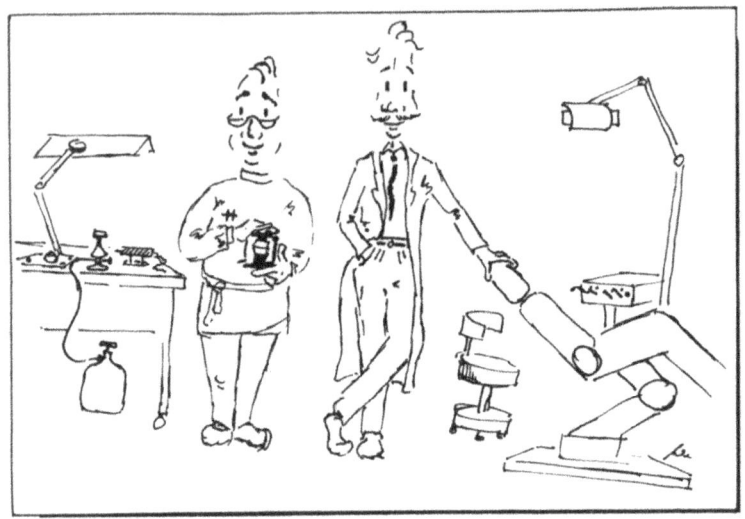

Abb. 3. Zahntechnikermeister B. Gnadet und Zahnarzt Dr. O. van Tastisch begleiten Sie durch dieses Buch.

gen, daß weder von Patienten/innen, noch von Zahnarzthelfern/innen, Zahntechnikern/innen oder von Zahnärzten/innen die Rede ist. Zu allem Überfluß sind auch Ihre beiden Begleiter durch dieses Buch männlichen Geschlechts, die ich Ihnen nun gerne noch vorstellen möchte (Abb. 3).

Wissenswertes rund um den Zahn

1 Wie entwickeln sich die Zähne?

Wer die Dinge von Anfang an wachsen sieht, wird sie am besten verstehen (Aristoteles, 384–322 v. Chr.).

Im folgenden soll ein kurzer Abriß der Zahn-, Mund- und Kieferentwicklung gegeben und in ihren zeitlichen Zusammenhang mit der Entwicklung des Menschen vor seiner Geburt gestellt werden. Die Entwicklungsgeschichte war für mich eines der beeindruckendsten Fächer der Medizin. Schon die Kenntnis der Vorgänge, die zum Entstehen der Zähne führen, wird sicher auch Ihnen ein Stück Motivation sein, alles für deren Erhalt zu tun.

Starten wir also dort, wo ein neues Leben beginnt, nämlich mit der Befruchtung einer Eizelle durch ein Spermium. Nehmen wir an – um die zeitliche Entwicklung etwas plastischer zu machen – es sei der 1. Mai, ein Feiertag also und dieses Jahr ein Samstag. Die erste Teilung der verschmolzenen Zellen findet in der Nacht von Sonntag auf Montag statt, und in der Nacht zum Mittwoch sind es schon 16 Zellen. Von nun an wird die Entwicklung rasant. Am Donnerstag beginnt sich eine schon in zwei verschiedene Zellgruppen differenzierte sogenannte Blastozyste in die Uterusschleimhaut einzunisten und sucht so ihren Anschluß an die Mutter. Nach einer Woche, am 8. Mai, hat sie es schon so ziemlich geschafft, und zur Wochenmitte ist sie an das Gefäßsystem der Mutter angeschlossen. Vom 8. bis zum 14. Mai

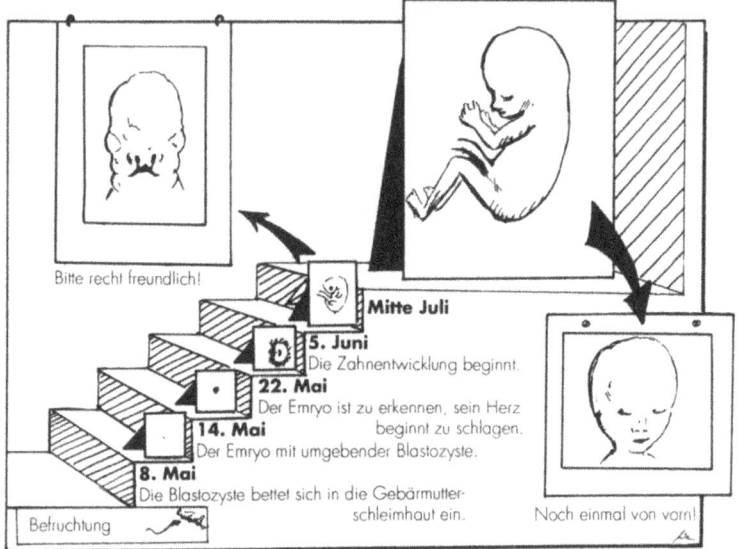

Abb. 4. Entwicklungsstufen.

nimmt die Blastozyste erheblich an Größe zu, wie Sie in der Bilderserie (Abb. 4) sehen. Die dritte Woche, also die Zeit, zu der die Frau durch das Ausbleiben der Regelblutung von einer möglichen Schwangerschaft erfährt, ist die Phase der schnellsten Entwicklung des Embryos. Er macht zu dieser Zeit einen entscheidenden Entwicklungssprung durch, nämlich die Bildung der dreiblättrigen Keimscheibe.

Auf diese drei Zellgruppen lassen sich alle Gewebe und Organe des menschlichen Körpers zurückführen. Die Zähne sind sogar eine Koproduktion zweier Keimblätter und erhalten sich gleichzeitig noch ein gewisses Kontingent undifferenzierter, also gleichsam embryonaler Zellen für Reparaturleistungen (s. S. 44, 111). Die Namen dieser drei Keimblätter und einige der Gewebe, die aus ihnen hervorgehen, sind:

- Das äußere Keimblatt heißt Ektoderm. Es bildet unter anderem Haut, Haare, Mundschleimhaut, Zahnschmelz (s. S. 30)
- Das mittlere Keimblatt (Mesoderm) liefert alle Stütz- und Füllgewebe, also Knochen, Knorpel, Bindegewebe und Muskulatur. Auch das Dentin (s. S. 33) des Zahnes, sein Halteapparat (s. S. 37) und die Pulpa (s. S. 42) entstammen dem Mesoderm.
- Aus dem Entoderm, dem inneren Keimblatt, entstehen z. B. die oberflächlichen Zellen der Zunge, des Kehlkopfes, des Magen-Darm-Kanals, der Lunge und Luftröhre mit den dazugehörigen Drüsen wie Leber oder Bauchspeicheldrüse.

Jetzt bilden sich auch die ersten Gefäße des Embryos. Ende der dritten Woche entsteht die Herzanlage. Am 22. Mai, also schon in der vierten Schwangerschaftswoche, beginnt das Herz des Embryos zu schlagen!

Nachdem diese Hürde erst einmal genommen ist, kommen wir unserem Thema näher. Der Kopf fängt an, sich zu entwickeln: Ende der vierten Woche die Zunge, Anfang der fünften der primäre Gaumen und in der sechsten die Zahnbildung.

Bevor wir den Embryo nun bei der Zahnbildung beobachten, sei noch einmal umrissen, worauf er hinaus will: Er möchte Zähne, deren Kronen von einer harten Schmelzschicht überzogen sind. Die Form der Kronen und der Wurzeln soll vom Zahnbein, dem Dentin, vorgegeben sein. Der Zahn soll ein aus Nerven, Blutgefäßen, Bindegewebe und freien Zellen gebildetes Innenleben, die Pulpa, besitzen. Schließlich soll er durch einen Faserapparat in einer Fassung aus kompaktem Knochen aufgehängt sein (Abb. 5).

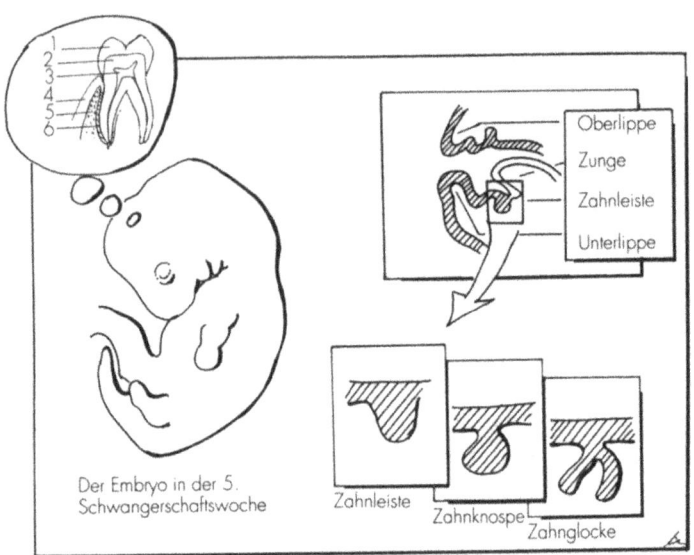

Abb. 5. Mit dem zweiten Schwangerschaftsmonat beginnt die Zahnentwicklung. *1*, Schmelz; *2*, Dentin; *3*, Pulpa; *4*, Zahnfleisch; *5*, Kieferknochen; *6*, Zahnbett.

Etwa am 5. Juni, in seiner fünften Woche, beginnt also der Embryo mit diesem Vorhaben, das mit der Geburt noch lange nicht abgeschlossen ist. Jetzt wächst auch der ganze Kopf sehr schnell, was auf die Entwicklung des Gehirns zurückzuführen ist. Es beginnen Anfang Juni auch die Extremitäten sich auszubilden. Langsam bekommt der Nachwuchs auch menschliche Züge. Auf der En-face-Ansicht wirkt er noch nicht so vertrauenerweckend (Abb. 4 links oben). Er macht das aber bis Mitte Juli wett, in diesen fünf Wochen nimmt er auch erheblich an Größe zu. In einer Profilbetrachtung erkennt man Ende der fünften Woche Ober- und Unterlippe, die Zunge, die sich schon seit einer guten Woche entwickelt und zwei Zahnleisten (Abb. 5).

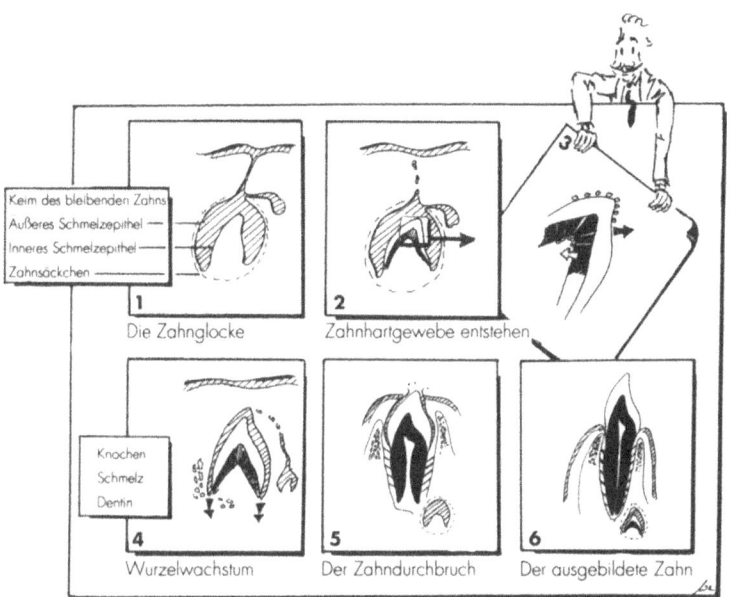

Abb. 6. Von der Zahnglocke bis zum Zahndurchbruch.

Von den Zahnleisten wachsen nun einzelne »Zahnknospen« in das umgebende Mesenchym (das Grundgewebe, das aus dem mittleren Keimblatt entsteht) hinein. Durch die Form, die diese Auswüchse im folgenden annehmen, erhielten sie den Namen »Zahnglocken«. Am oberen Ende der Zahnglocken sind bald auch schon kleine Knospen für die bleibenden Zähne zu erkennen. Sie durchlaufen zeitversetzt eine fast gleiche Entwicklung.

Die Zahnglocke wird aus zwei feinen Häutchen gebildet, dem inneren und dem äußeren Schmelzepithel (Abb. 6.1). Das innere Schmelzepithel markiert die Trennstelle der Zahnhartsubstanzen. Seine Zellen werden zu schmelzbildenden Zellen. Die Nachbarn im Inneren der Zahnglocke werden zu dentinbildenden Zellen. Diese beiden Zellgruppen spielen sich von nun an die

13

Bälle in der Zahnentwicklung zu. Den Anstoß geben die Dentinbildner. Nachdem sie das erste Dentin hergestellt haben, beginnen auch die schmelzbildenden Zellen mit der Produktion. Dabei bewegen sich die Schmelzbildner in einer Reihe nach außen, also vom Zentrum des Zahnes weg und bleiben dabei auf ihrem Produkt sitzen (Abb. 6.2-3). In der gleichen Abbildung wird deutlich, daß die dentinbildenden Zellen sich zum Zentrum hin bewegen. Sie müssen also immer näher zusammenrücken. Dabei lassen sie einen Fuß am Ausgangsort stehen und bilden so ein langes Bein aus (vgl. Abb. 18). Diese Zellausläufer verlaufen also strahlenförmig und kommen sich zur Mitte des Zahnes hin immer näher. Die Zellen selber bleiben, wenn das Dentin fertig gebildet ist, an der Innenwand des Zahnes sitzen.

An der Stelle, an der inneres und äußeres Schmelzepithel zusammentreffen, wachsen sie, wenn die Krone fast fertiggestellt ist, gemeinsam in die Tiefe. Dort bewirken sie die Entwicklung weiterer dentinbildender Zellen, die dann die Zahnwurzeln formen. Die beiden Schmelzepithelien gehen bald zugrunde, und aus dem umliegenden Zahnsäckchen entstehen das Wurzelzement, der Zahnhalteapparat und der der Wurzel am nächsten gelegene Teil des Kieferknochens. Der vom Dentin (in Abb. 6 schwarz) umschlossene Raum wird zum Innenleben des Zahnes, der Zahnpulpa.

Wenn die Krone vollständig ausgebildet ist, beginnt der Zahndurchbruch. Für den ersten Milchzahn ist das in der Regel zwischen dem 6. und 7. Monat nach der Geburt, in unserem Fall also im Juni des folgenden Jahres. Für den ersten bleibenden Zahn ist es etwa das sechste Lebensjahr (Tabelle 1). Die beiden Schmelzepithelien zerreißen über der durchbrechenden Krone und lösen sich auf (Abb. 6.5). Die schmelzbildenden Zellen gehen also mit dem Durchbruch verloren, da der

Tabelle 1. Durchbruchszeitpunkt von Milchzähnen und bleibenden Zähnen.

Milchzähne (in Monaten)	
Mittlerer Schneidezahn	7,3–10,6
Seitlicher Schneidezahn	10,4–14,4
Eckzahn	18,9–20,2
1. Milchmolar	14,4–16,4
2. Milchmolar	23,4–27,1
Bleibende Zähne (in Jahren)	
Mittlerer Schneidezahn	6,0– 8,1
Seitlicher Schneidezahn	6,8– 8,1
Eckzahn	9,2–12,2
1. Prämolar	9,6–11,5
2. Prämolar	10,2–12,1
1. Molar	5,9– 6,9
2. Molar	11,2–12,8

nach Schroeder.

Schmelz ja unbelebte Substanz ist. Aus diesem Grund sind Reparaturleistungen des Organismus bei Schäden im Schmelz nicht möglich (s. S. 56). Damit ist der Schmelz seinem Schicksal (d. h. Ihrer Pflege) überlassen. Die dentinbildenden Zellen produzieren im weiteren Leben ständig, aber sehr langsam, Hartgewebe, so daß die Dentinschicht von Zähnen alter Menschen deutlich dikker ist als die des jugendlichen Zahnes (s. S. 36). Die Wurzelbildung ist mit dem Zahndurchbruch noch nicht abgeschlossen. Zu diesem Zeitpunkt hat die Wurzel noch nicht ihre ganze Länge erreicht, und die Öffnung an der Wurzelspitze ist noch weit und trichterförmig (Abb. 6.5). Wenn die Wurzel fertig ausgebildet ist, verengt sich die Öffnung bis hin zur sanduhrförmigen Einziehung. Dieser Umstand hat wichtige Konsequenzen für die Zahnbehandlung (s. S. 109, 134). Es können schließlich nur einige dünne Kanäle an der Wurzelspitze übrig bleiben.

Der Zahndurchbruch markiert den Zeitpunkt, bis zu dem außer durch ausreichende Fluoridzufuhr und allgemein ausgewogene Ernährung kein positiver Einfluß auf die Zahngesundheit genommen werden konnte (s. S. 220, 227, 231). Jetzt übernimmt der Zahn seine vielfältigen Funktionen im Mund und der Mensch, dem dieser Zahn gehört, seine Verantwortung für den Zahn. Je nachdem, wann der Zahn durchbricht, wird diese Verantwortung natürlich kommissarisch den Eltern übertragen.

2 Aufbau und Funktion

Die Zahnreihen im Überblick

Die Zahnreihen tragen beim voll bezahnten Milchgebiß 20, beim vollbezahnten Erwachsenengebiß 32 Zähne.

Das Gebiß des Erwachsenen besitzt in vier Quadranten je acht unterschiedliche Zähne. So ergibt sich die heute allgemein übliche internationale Benennung der Zähne durch zwei Zahlen. Die erste steht für den Quadranten, die zweite für den von der Mittellinie aus gezählten Zahn. So ist 13 (Sprich: eins, drei; nicht dreizehn!) der rechte obere Eckzahn. Neben zwei Schneidezähnen und einem Eckzahn (Abb. 7) haben wir als Backenzähne zwei Prämolaren und drei Molaren. Die Zähne weisen den Menschen als Gemischtkostverzehrer aus. Bis einschließlich dem zweiten Prämolaren sind sie Ersatzzähne, d. h. sie haben einen Vorgänger im Milchgebiß. Anstelle der drei bleibenden Molaren sind im Milchgebiß noch keine Zähne vorhanden. Daher werden sie Zuwachszähne genannt.

Ober- und Unterkiefer haben die gleiche Anzahl von Seiten- und Frontzähnen, dennoch beißt nicht Zahn auf Zahn. Das ergibt sich daraus, daß die Oberkiefer-Frontzähne breiter sind als die des Unterkiefers. Im Sei-

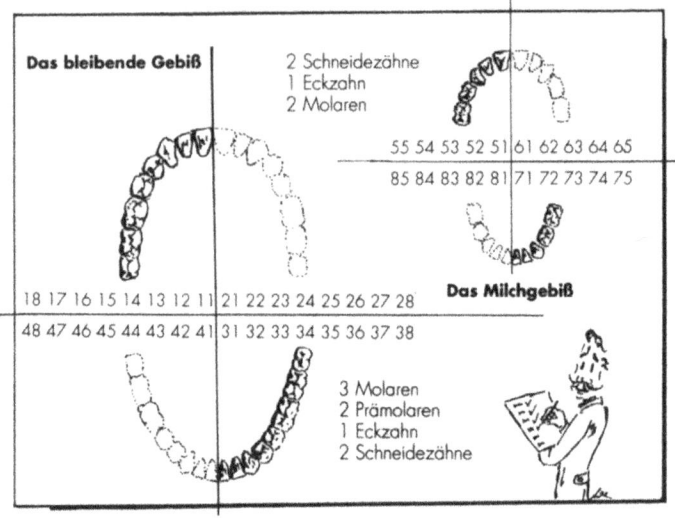

Abb. 7. Alle da?

tenzahnbereich hat dadurch ein Zahn immer Kontakt zu zwei Zähnen des Gegenkiefers.

Kein Zahn erfüllt seine Funktion für sich alleine. Erst durch das Kontaktmuster zu seinem Partner im Gegenkiefer und durch den Kontakt zu seinen Nachbarn im gleichen Kiefer wird das möglich. Ohne diese Kontakte kann ein Zahn nicht einmal seine Stellung halten.

Dabei ist das Wort »Kontaktbeziehung« bezüglich des Gegenkiefers schon fast irreführend. Während jeder Zahn wirklich ständig »Schulterschluß« zu seinen Nachbarn sucht bzw. behält, berührt er seine Antagonisten (die Zähne im Gegenkiefer, auf die er aufbeißt) nur einige Minuten am Tag. Diese seltenen Kontakte ergeben sich nahezu ausschließlich beim Schlucken.

Versuchen Sie einmal, ohne daß sich die Zahnreihen berühren, zu schlucken. Es geht, aber es geht nicht ohne Verrenkungen. Spontan würde man meinen, die

Zähne müßten beim Zerbeißen von Nahrung aufeinanderschlagen. Dem steht zweierlei entgegen: erstens ist während des Kauvorganges Speise zwischen den Zähnen; und zweitens wird die Kraft der Kaumuskeln über einen Reflexbogen unwillkürlich und sehr schnell abgeschwächt, wenn die Nahrung durchgebissen ist, ein eingebauter Selbstschutz also. So treffen die Zähne meistens nur sehr sanft und kurz aufeinander. Die Kaumuskulatur hätte nämlich ohne weiteres ausreichend Kraft, die Zähne und deren Halteapparat in kurzer Zeit gründlich zu schädigen. Beim pathologischen Knirschen und Pressen der Zahnreihen aufeinander sind solche Schäden häufig und deutlich zu beobachten (s. Abb. 8.4 und Abb. 31). Hier werden die Zähne stark abgenutzt, es kann zur Erkrankung des Halteapparates und der Pulpa

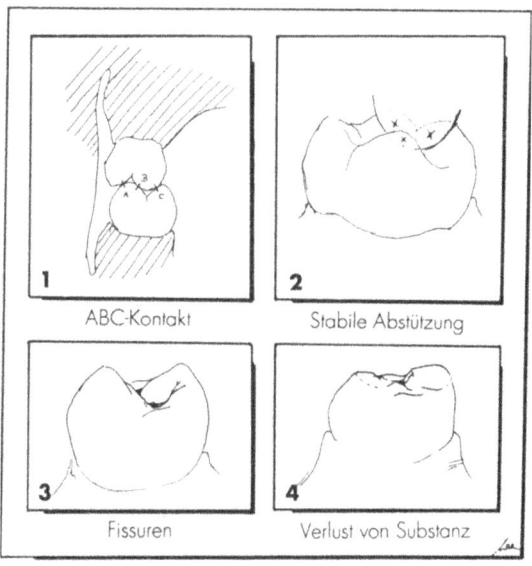

Abb. 8. Die Höcker des Zahnes.

kommen. Gesund und »normal« dagegen ist es, wenn nicht gesprochen, geschluckt oder gekaut wird, die »Ruheschwebe« einzuhalten. Die Zahnreihen sind dabei 1–2 mm voneinander entfernt, die Kaumuskulatur ist entspannt.

Form und Kontakte der Zahnkronen

Ein häufiges Mißverständnis ist die Annahme, während die Schneidezähne die Nahrung schneidend zerkleinern, würde diese zwischen den Backenzähnen zermahlen wie zwischen planen Flächen. Die Höcker der Backenzähne haben jedoch Kontaktpunkte, nicht -flächen. Diese sind im Schnittbild durch den Zahn A-, B- und C-Kontakte genannt (Abb. 8.1).

Auch einzelne Höcker sind idealerweise in drei Punkten stabil am Gegenzahn abgestützt (Abb. 8.2). Das Ineinandergreifen der Seitenzähne funktioniert also nach dem Prinzip des dreibeinigen Tisches, der nicht wackeln kann. Dieses Prinzip begegnet uns auch später noch (s. S. 25). Bei der Kaubewegung gleiten nun die Höcker aneinander vorbei und zerkleinern so die Nahrung. Das heißt: Es handelt sich auch im Seitenzahnbereich um einen eher schneidenden als mahlenden Vorgang.

Zwischen den Höckern eines Zahnes findet man verschieden tiefe Rillen, die Fissuren (Abb. 8.3). Ihr Sinn liegt darin, daß die zerkaute Speise einen Weg von der Kaufläche des Zahnes findet. Die Fissuren sind häufig Ausgangspunkte von Karies, da sie mitunter für eine Reinigung schlecht zugänglich sind. Man unterscheidet V-förmige, spaltförmige und ampullenförmige Fissuren (Abb. 9). Wird nun durch die Karies eine ampullenförmige Fissur in eine V-förmige verwandelt (Abb. 9, im

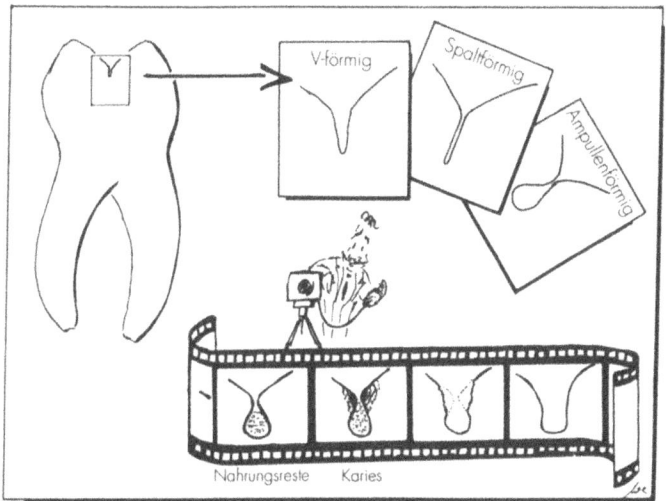

Abb. 9. Fissuren: Die Karies kann eine ampullenförmige in eine V-förmige Fissur verwandeln. Sie wird der Reinigung zugänglich, und die Karies kommt zum Stillstand.

Film), dann kann sie so der Reinigung zugänglich werden und kommt dadurch zum Stillstand (Caries insistens). Der Zahnarzt kann mit der Sonde prüfen, ob bei einer verfärbten Fissur eine Füllung unumgänglich ist oder ob abgewartet werden kann.

Die Zähne haben nicht nur zu ihren Antagonisten Kontakt, sondern auch zu ihren Nachbarzähnen. Diese Kontakte (Approximalkontakte, s. auch S. 204) ändern im Laufe des Lebens ihre Form. Jugendliche Zähne haben durch ihre starke Wölbung noch einen echten Kontaktpunkt. Im Laufe der Zeit wird dieser durch Abrieb zu einer Kontaktfläche. Diese Entwicklung harmoniert mit einer Formveränderung des zwischen den Zähnen gelegenen Zahnfleisches (Papille und Col) (Abb. 10). Der approximale Kontaktpunkt hat nämlich Abweiser-

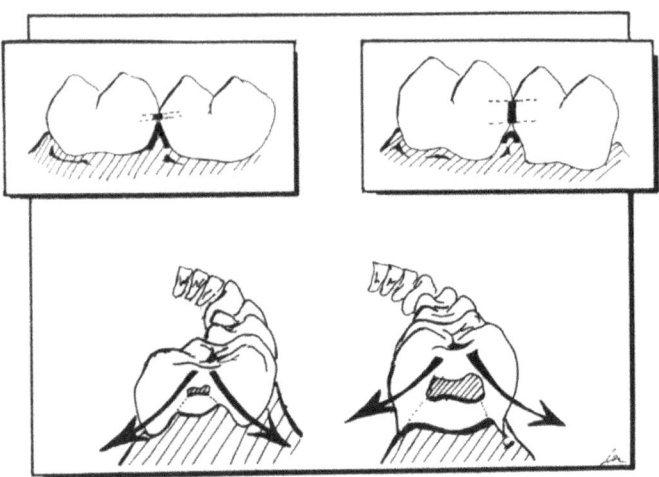

Abb. 10. Der Kontaktpunkt zum Nachbarzahn und das interdentale Zahnfleisch ändern ihre Form im Laufe des Lebens.

funktion für die Speise beim Kauen (Pfeile im Schema). Nimmt nun das im Zahnzwischenraum gelegene Zahnfleisch eine breitere und flachere Form an, so »wächst« der Kontaktpunkt als Schutzschild mit und verhindert Irritationen durch die zerbissene Nahrung.

Die Zahnwurzeln

Normalerweise hat man ein-, zwei- und dreiwurzelige Zähne. Eine Ausnahme macht, wie so oft, der Weisheitszahn. Seine Wurzelanatomie ist sehr variabel und kann von einer bis zu mehr als sieben Wurzeln reichen. Auch bei den übrigen Zähnen kommen, wenn auch nicht so oft, Varianten vor.

Abbildung 11 zeigt den häufigsten anatomischen Zustand. Die Schneidezähne des Ober- und Unterkiefers

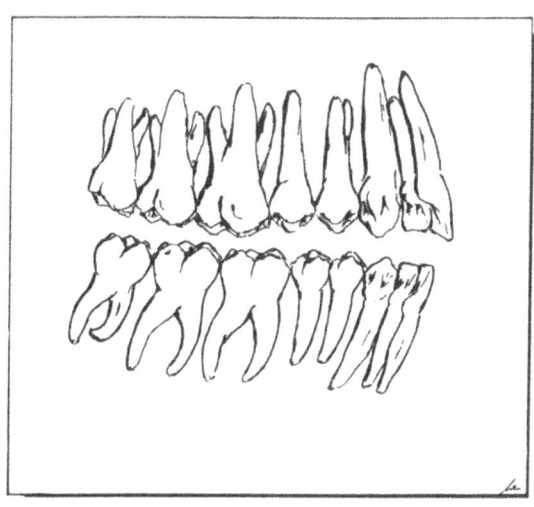

Abb. 11. Anzahl und Form der Wurzeln.

haben je eine Wurzel. Die Wurzel des Eckzahnes ist besonders lang, und so erhielt er umgangssprachlich den Namen »Augenzahn«.

Die Prämolaren des Unterkiefers haben ebenfalls eine Wurzel, im Oberkiefer besitzt der erste Prämolar zwei. Die Molaren des Unterkiefers sind mit einer vorderen und einer hinteren Wurzel im Knochen verankert. Im Oberkiefer finden sich bei Molaren zwei kleinere äußere und eine mächtige Wurzel, die auf der Gaumenseite im Knochen steht.

Nicht selten sind bei den Seitenzähnen Wurzeln miteinander verwachsen.

Die Aufgabe der Zahnwurzeln ist es, den Zahn über das Desmodont (den Zahnhalteapparat s. S. 37) im Knochen zu verankern. Ihre Form ist nach den unterschiedlichen Belastungen ausgerichtet. Beispielhaft dafür ist der Eckzahn, dessen Krone die Seitwärtsbewegung des Unterkiefers führen sollte. Seine Wurzel hat also starke seitliche Kräfte aufzufangen und ist daher wie ein langer Hebelarm im Knochen verankert.

Ein Oberkiefermolar dagegen, der die Hauptlast der Kaukraft tragen muß, weist mit drei Wurzeln eine große Wurzeloberfläche auf. Damit hat er einen starken Halteapparat, der als »Stoßfänger« wirkt (s. Abb. 22). Im Inneren der Zahnwurzel befindet sich das Kanalsystem der Pulpa. Es ist einem erheblich höheren Variantenreichtum unterworfen als die Außenform der Wurzeln (s. Abb. 23).

Die Zahnreihen – eine wichtige Schaltstelle

Die Zähne stehen wohl im Mittelpunkt dieses Buches. Man kann aber ihre Entstehung, ihren Aufbau und ihre Funktion nicht getrennt von den Kiefern, vom Kopf und Hals, letztlich vom gesamten Organismus betrachten, geschweige denn verstehen. Es sei daher zu Beginn die anatomische und funktionelle Einbindung der Zahnreihen kurz und etwas vereinfacht dargestellt.

Aus dem Schema wird deutlich, daß den Kopf, der durch die Wirbelsäule getragen wird, im Nacken ein durchgängiges Muskelband hält (Abb. 12). Am vorderen Kopf und Hals sind im wesentlichen zwei Muskelgruppen am Halt des Kopfes beteiligt: Die Kaumuskulatur, die den Schädel mit dem Unterkiefer verbindet, als obere Etage und die vordere Halsmuskulatur, die den Unterkiefer mit dem Zungenbein und dieses mit dem Rumpf verbindet.

Der Unterkiefer mit der Zahnreihe und den Kiefergelenken sind also als bewegliche Schaltstelle in dieses System eingefügt (im Schema rot).

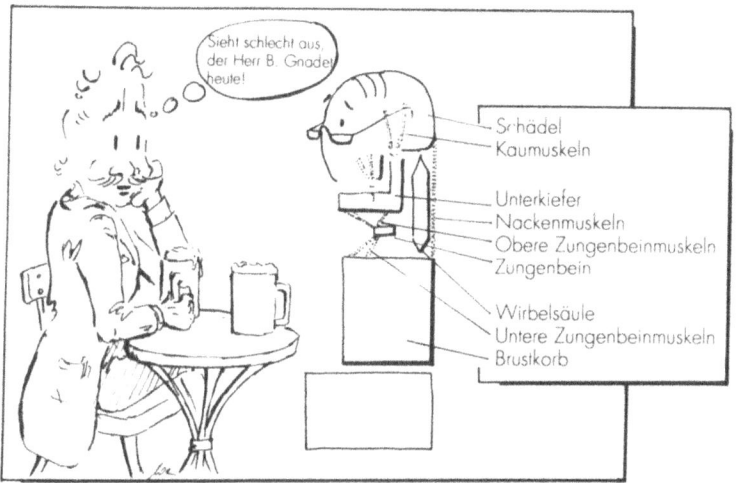

Abb. 12. Skelett und Muskeln im Schema.

Schon auf den ersten Blick wird deutlich, wie wichtig die Beziehungen zwischen den Kauflächen und den Kiefergelenken sein müssen. Hier begegnet man wieder dem Prinzip des dreibeinigen Tisches. Gerät eines der Tischbeine zu kurz, dann steht die Arbeitsplatte schief. Das muß für den, der mit diesem Tisch zu arbeiten hat, zu Haltungsschäden führen (Abb. 13). Nachdem die Natur meist drei gut aufeinander abgestimmte »Tischbeine« hergestellt hat, ist sehr sorgfältig mit Veränderungen an einem der Beine umzugehen. Fast ausschließlich werden dies die Zähne sein, deren Oberflächen etwa durch Karies zerstört werden, und die durch den Zahnarzt wieder hergestellt werden müssen.

Mit Hilfe eines Experiments können Sie feststellen, wie sehr die Zahnreihen in diesen Regelkreis aus Rezeptoren, Nerven und Muskeln eingebunden sind, der ihre Haltung beeinflußt.

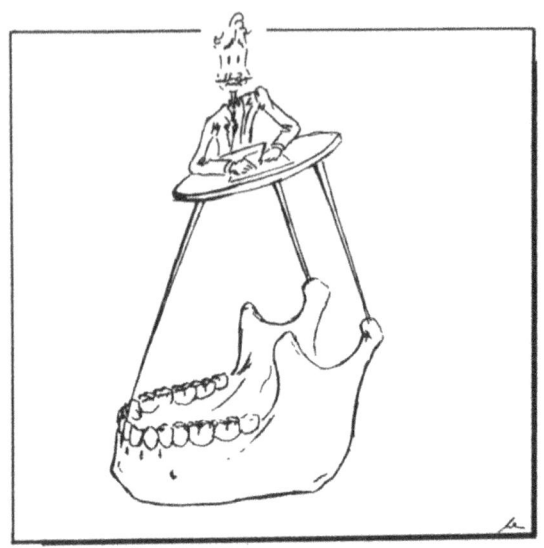

Abb. 13. Der dreibeinige Tisch.

Nicht nur das Zusammenspiel der Nackenmuskeln einerseits und der Kau- und vorderen Halsmuskeln andererseits bestimmen die Haltung des Kopfes. Auch die beiden Seiten, und hier wieder als eingebaute Schaltstelle die Zahnreihen und Kiefergelenke, stimmen sich aufeinander ab.

Geben Sie einem Bekannten, den seltsame Versuche nicht weiter stören, ein Holzkeilchen (einen Teil des Zahnstochers oder Streichholzes) zwischen die Zahnreihen einer Seite. Beobachten Sie nun seine Kopfhaltung bei einer Tätigkeit, die nicht sehr viel Bewegung erfordert (z. B. Fernsehen). Nach einiger Zeit wird Ihnen auffallen, daß er den Kopf zur so gesperrten Seite hin neigt. So belastet er nicht nur die Kaumuskulatur, sondern die gesamte Haltemuskulatur einseitig und damit ungesund

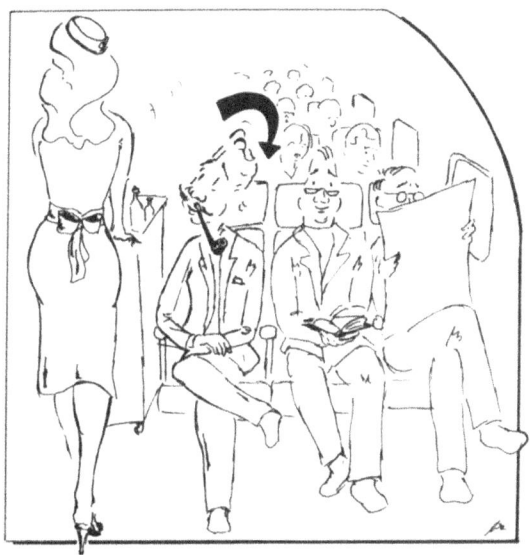

Abb. 14. Versuch geglückt! Der Kopf neigt sich (*Pfeil*) zu der durch die Pfeife gesperrten Seite.

(vgl. Abb. 14). Es ist leicht nachzuvollziehen, daß auch geringste Störungen der Okklusion (Ineinandergreifen von Oberkiefer- und Unterkieferzähnen) über Monate und Jahre zu Verspannungen und damit unangenehmen Schmerzen im Bereich der Kopf-Hals-Muskeln führen können.

Die Kiefergelenke – einmalige Mechanik

Die Kiefergelenke sind nicht nur eine wichtige Schaltstelle des Bewegungsapparates, sie sind auch eine einmalige Konstruktion am menschlichen Körper. Sie haben wie die meisten Gelenke eine Gelenkpfanne, die

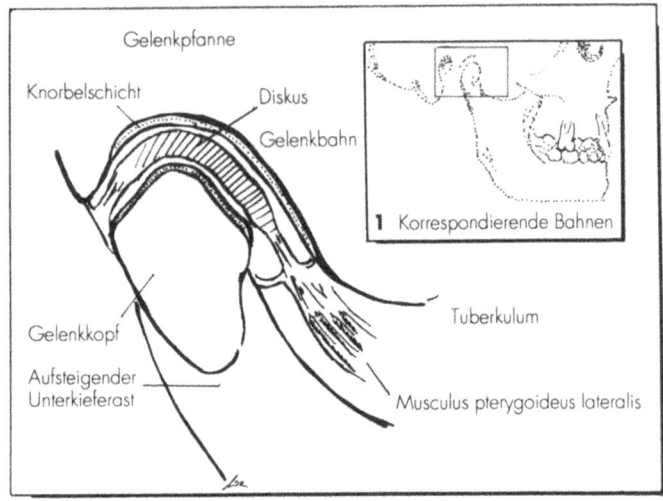

Abb. 15. Anatomie des Kiefergelenks.

sich hinter und unterhalb des Jochbogens vor dem Ohr befindet, sowie einen Gelenkkopf am aufsteigenden Unterkieferast (Abb. 15). Wenn Sie diesen Gelenkkopf bei sich tasten wollen, stecken Sie einen Finger in den Gehörgang und öffnen Sie einige Male langsam den Mund. Dabei spüren Sie auch gleich das Einzigartige dieses Gelenkes: Dieser Gelenkkopf dreht sich nicht nur in seiner Pfanne, sondern gleitet in seiner Gelenkbahn nach vorne. Dadurch ist er nach einem Drittel der Bewegung nicht mehr zu tasten. Zwischen dem Gelenkkopf und der Gelenkpfanne liegt der Diskus. Er ist mit eigenen Muskelfasern ausgestattet, die ihn bei der Gleitbewegung mit dem Gelenkköpfchen nach vorne führen.

Die Gelenkbahn hat bei jedem Menschen eine unterschiedliche Neigung; sie findet im Idealfall ihre Entsprechung sowohl in den Höckern der Backenzähne als auch an den Innenflächen der Oberkieferfrontzähne (Abb. 15.1). Dieses fein abgestimmte System kann durch Zahnfehlstellungen und Lücken in den Zahnreihen (s. S. 62) gestört werden. Mit dem Gelenkkopf gleitet ja auch der ganze Unterkiefer nach vorn und damit gleiten auch die Zahnreihen in einem bestimmten Winkel aneinander vorbei.

Das Kiefergelenk hat einen natürlichen Anschlag in der Öffnungsbewegung, das »Tuberculum«; es sollte nicht überschritten werden. Manchen Menschen ist es jedoch möglich, sich das Gelenk bei weiter Mundöffnung auszukugeln. Der Gelenkkopf springt dann vor das Tuberculum, und zwar mit deutlich hörbarem Krachen. Dieser Vorgang wird meist mit Schrecken registriert. Es handelt sich jedoch um keine therapiebedürftige Krankheit, sondern um eine einfache, wenn auch lästige Abweichung von der Norm. Die einzige Therapie liegt darin, beim Gähnen und Essen darauf zu achten, den Mund nicht mehr ganz so weit zu öffnen.

Ein Gelenkknacken während des Öffnens und Schließens, also in der Bewegung, sowie der unwillkürliche Seitwärtsschwenk, können dagegen Hinweise auf eine Funktionsstörung sein und sollten näher untersucht werden.

Ein Blick ins Mikroskop

Betrachten wir uns nun die Strukturelemente, die alle Zähne gemeinsam haben im Mikroskop (Abb. 16).

Am Zahn sind drei verschiedene Hartsubstanzen zu unterscheiden: der Schmelz, das Dentin und das Zement.

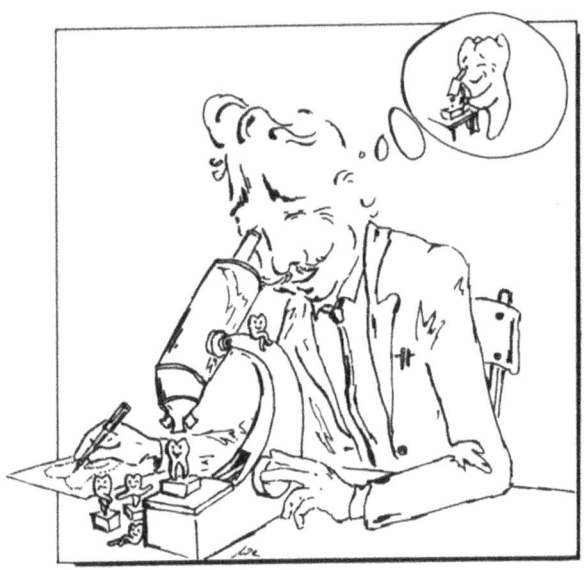

Abb. 16. Einblick.

Schmelz

Der Zahnschmelz ist das am stärksten mineralisierte und härteste Produkt menschlicher Zellen. 95 % seines Gewichtes macht der mineralisierte Anteil aus, und nur 4 % sind Wasseranteil (das verbleibende eine Prozent ist organische Kitt-Substanz zwischen den Schmelzprismen). Im Vergleich dazu finden sich im Knochen 25 % Wasseranteil; »beinhart« zu sein, ist also eine sehr relative Qualität.

Die großen Anteile an der mineralischen Komponente des Zahnschmelzes machen Calcium und Phosphor aus, die in Kristallform, Hydroxylapatit – $Ca_{10}(PO_4)_6(OH)_2$ – vorliegen. Hydroxylapatit wird auch zu therapeutischen Zwecken am Zahn und chirurgischen Maßnahmen am Knochen (s. S. 140) verwandt.

Die Kristallstruktur wird synthetisch oder organisch für diese Zwecke gewonnen. In der Formel des Hydroxylapatits findet sich noch eine dritte Gruppe außer Calcium (Ca) und Phosphat (PO4), und zwar die Hydroxylgruppe (OH)2. Diese Gruppe kann durch Fluoride ersetzt werden, wodurch die gesamte Kristallstruktur stabiler gegen den Säureangriff der Karies wird (s. S. 220).

Fluoride können bei der Schmelzbildung, also noch vor dem Zahndurchbruch, über den Organismus und, in geringerem Maße auch nach seinem Durchbruch, über die Zahnoberfläche zugeführt werden. Bei der bestimmungsgemäßen Zufuhr sind bei beiden Arten der Anwendung keine Nebenwirkungen zu befürchten. Leider ist hier eine unschädliche und sinnvolle Vorsorgemaßnahme durch seltsame Veröffentlichungen in ein unverdientes Zwielicht geraten (s. S. 221).

Auch der Speichel enthält bei ausgeglichener Kost geringe Mengen an Fluoriden, die zur Remineralisation des Zahnes beitragen (s. S. 47).

Die Dicke des Zahnschmelzes schwankt stark, je nach dem Ort der Messung; das Maximum an den Höckerspitzen der großen Backenzähne und an den Schneidekanten der Frontzähne (Schneidezähne) liegt bei 2,5 mm. Am Zahnhals läuft der Schmelz in Bruchteilen von Millimetern aus, und auch in der Tiefe der Fissuren (der Rillen zwischen den Höckern) kann die Schmelzdecke so dünn sein. Daher sind die Fissuren eine der Schwachstellen für den Karieseinbruch (s. S. 217). Ist die dünne Schmelzschicht überwunden, kann sich die Karies im Dentin flächenhaft ausbreiten. Die dünne Schichtstärke im Zahnhalsbereich führt bei den zusätzlich noch schlechter mineralisierten Milchzähnen häufig zu Zahnhalskaries. Es gibt auch verschiedene Schwachstellen in der Struktur des Zahnschmelzes, die einem Karieseinbruch Vorschub leisten können; so ist es möglich, daß die Karies auch an Flächen des Zahnes auftritt, wo sie nach der Kronenform und der Zahnpflege nicht zu erwarten wäre.

Wie schon erklärt (s. S. 14), entsteht der Zahnschmelz durch Zellen (die Ameloblasten), die sich als eine geschlossene Schicht noch im Kieferknochen in die Durchbruchsrichtung bewegen. Auf diesem Weg sondern sie eine Vorstufe des Zahnschmelzes ab. Dieser mineralisiert zu Prismen von 0,05 mm Dicke. In den letzten 0,3 mm vor der Zahnoberfläche verschwindet diese Prismenstruktur. Das kommt daher, daß die schmelzbildenden Zellen ihren Fortsatz auf dem letzten Stück Weg, bevor sie untergehen, abbauen.

Diese Bremsspur der Zellen wird als »prismenfreier Schmelz« bezeichnet und ist sozusagen das Beste, was diese Zellen kurz vor ihrem Ende noch geben. Er ist härter, dichter mineralisiert, kann mehr Fluor aufnehmen, ist weniger säurelöslich und widersteht dem kariösen Angriff wesentlich länger als der übrige Schmelz. Da scheint die Natur ein Einsehen zu haben, daß 6- bis 12jährige Kinder vieles andere mehr interessiert als das Zähneputzen. Leider geht diese besonders unanfällige Schmelzschicht mit der Zeit verloren. Bei Erwachsenen ist sie über weite Teile abgerieben, so daß man sie nur noch an geschützten Stellen findet.

Die verbliebene Schmelzschicht muß deshalb konsequent von andauerndem Säureangriff verschont (s. S. 227), bestmöglich gepflegt (s. S. 195) und so widerstandsfähig wie möglich gemacht werden (s. S. 220).

Dentin

Im Gegensatz zu den schmelzbildenden Zellen gehen die Odontoblasten (Dentinbildner) nicht nach getaner Arbeit unter. Sie bauen sich selber in das Dentin ein. Dabei lassen sie gleichsam einen Fuß an der Stelle, an der die Dentinbildung beginnt (also an der Schmelz-Dentin-Grenze, Abb. 17 links, 18) stehen. So bilden sie bei ihrer Wanderung zum Zentrum des Zahnes einen langen Fortsatz aus. Um diesen Zellfortsatz herum wird das Dentin abgesondert. Auch hier findet – wie beim Schmelz – eine »Reifung« statt. Durch Mineralisation wird das Prädentin erst zum endgültigen Dentin. Die Mineralisation, und damit die Härte, ist allerdings erheblich geringer als beim Schmelz, etwa wie beim Knochen.

Die Zellfortsätze kommen also in festumwandete Kanälchen zu liegen. Sie machen den Weichgewebsanteil

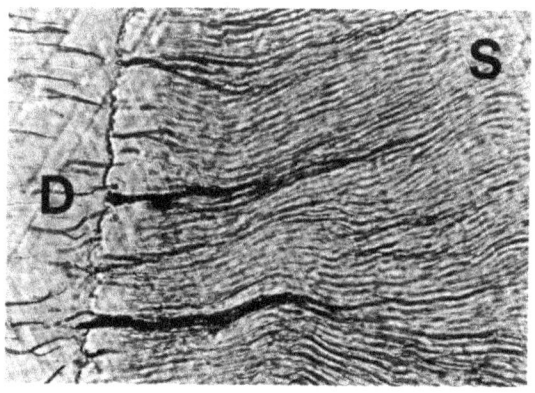

Abb. 17. Der Grenzbereich Schmelz (*S*) – Dentin (*D*). Die Enden der Odontoblastenfortsätze und der gewundene Verlauf der Schmelzprismen sind deutlich zu erkennen.

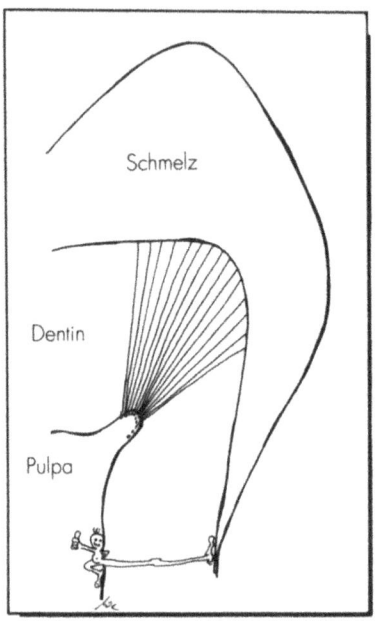

Abb. 18. Der Odontoblast läßt einen Fuß an der Schmelz-Dentin-Grenze stehen. Der strahlenförmige Verlauf der Dentinkanälchen führt zu einem hohen Weichgewebsanteil in Pulpennähe.

des Dentins aus. Die Zellkörper mit den Kernen liegen schließlich der Innenwand der Pulpenhöhle auf. Je näher man nun zum Zentrum, also zur Pulpa des Zahnes, vordringt, um so größer wird natürlich der Weichgewebsanteil, wie Abb. 18 deutlich macht. In pulpennahen Bereichen beträgt die Zahl der Dentinkanälchen 40 000/mm^2, in pulpenfernen Gebieten, nahe der Schmelz-Dentin-Grenze, dagegen nur 15 000 auf der gleichen Fläche.

Noch anschaulicher wird dies, wenn man sich vor Augen hält, daß die Fläche der Dentinkanälchen bei jugendlichen Zähnen in Pulpanähe 80 % der Gesamtfläche ausmacht (das läßt sich wie ein Schnitt durch eine Bienenwabe vorstellen). Ein tief kariöser oder beim Kariesentfernen tief aufgebohrter Zahn stellt also – auch wenn die Pulpa noch nicht offen ist – zum größten Teil eine Weichgewebswunde dar! Im Dentin finden sich Zonen geringerer Mineralisation, wie übrigens ja auch im Schmelz, also Bereiche, in denen die Karies besonders leichtes Spiel hat. Diese Zonen entstehen dadurch, daß die Dentinbildung ein rhythmischer Vorgang ist, bei dem Perioden hoher Aktivität sich mit Ruhepausen abwechseln und sich also auch hier »Jahresringe« bilden. In diesen Zonen wird eine Ursache der unterminierenden flächenhaften Karies gesehen (Abb. 19.1).

Es gibt einen weiteren wichtigen Unterschied bei der Dentinbildung im Vergleich zur Schmelzbildung: Mit dem Durchbruch ist das Dentin eines Zahnes noch lange nicht fertig. Etwa ein Viertel der Wurzellänge wird erst nach dem Durchbruch gebildet (Abb. 6.5).

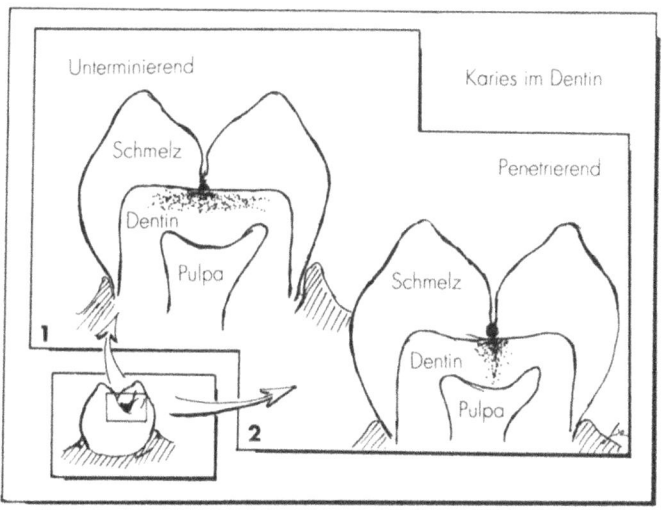

Abb. 19. Ausbreitungsformen der Karies im Dentin.

Die Wurzelbildung des ersten Molaren dauert nach seinem Durchbruch noch bis zu 3,5 Jahre an. Während dieser Zeit und auch noch einige Jahre danach ist die Wurzelspitze weit geöffnet. Sie verengt sich im Laufe des Lebens ständig und mit ihr auch der Durchmesser des gesamten Wurzelkanals (der Platz also, den »der Nerv« zur Verfügung hat). Dieser Umstand ist für die Behandlung der erkrankten Pulpa von entscheidender Bedeutung. Je weiter die Öffnung und der Wurzelkanal, desto besser sind die Heilungschancen eines Zahnes von der Entzündung und desto vielfältiger auch die Möglichkeiten des Zahnarztes (s. S. 109, 112).

Wie beim Schmelz sind die wesentlichen Anteile der Hartsubstanz Calcium und Phosphor, und wie bei diesem sind Hydroxylapatit-Kristalle die Bausteine. Der Umstand, daß das Dentin von Zellen durchzogen, also belebtes Gewebe ist, gibt dem Zahn die Möglichkeit, auf äußere Reize zu reagieren. Viele zahnärztliche Maßnahmen haben das Ziel, solche Abwehrreaktionen zu provozieren oder zu erleichtern (s. S. 108).

Zwei dieser Reaktionen der Zellen sind die Bildung von Sekundär- und Tertiärdentin. Sekundärdentin ist an der Wandung der Pulpa angelagertes Hartgewebe, das als Schutz den Dentinmantel verstärkt. Es wird zeitlebens abgelagert und ist der Grund für die oben beschriebene Einengung der Wurzelkanäle. Tertiärdentin wird als Schutz auch vor pathologischen (krankhaften) Reizen gebildet. Solch ein Schutz wird notwendig, wenn äußere Einflüsse die Pulpa reizen. Es können dies chemische, thermische oder traumatische (z. B. Überbelastung) sein. Tertiärdentin wird auch gebildet, wenn das »Innenleben« des Zahnes gleichsam vor einem kariösen Loch im Zahn »flüchtet« (Abb. 27.1).

Das Sekundärdentin wird von intakten dentinbildenden Zellen (Odontoblasten) hergestellt. Beim

Tertiärdentin sind die Produzenten entweder schon geschädigte Dentinbildner oder sogenannte Ersatzzellen, die für zerstörte Odontoblasten in die Bresche springen (wenn z. B. die Wandung der Pulpa eröffnet ist) und deren Aufgabe übernehmen (s. S. 10, 44, 111).

Zahnhalteapparat

Zahnzement, der Faserapparat und der Knochen, der die Zahnwurzel umgibt, entstehen aus derselben Struktur, dem Zahnsäckchen (s. S. 13, Abb. 6). Es handelt sich dennoch um drei sehr unterschiedliche Gewebe.

Das Zement ist dem Wurzeldentin aufgelagert wie der Schmelz dem Kronendentin. Es ist anatomisch das Bindeglied zwischen dem Zahn und seinem Halteapparat mit umgebenden Knochen. Einerseits gehört das Zement als dritte Zahnhartsubstanz fest zum Zahn, andererseits ist es seiner Herkunft nach ein Kind des Zahnsäckchens, also ein Teil des Zahnhalteapparates. Die Zementstärke nimmt zur Wurzelspitze und mit dem Alter des Zahnes zu. Sie schwankt zwischen 0,5 und 2 mm. Es handelt sich um mineralisiertes Bindegewebe. Von der Zusammensetzung ähnelt es dem Knochen, besitzt aber im Gegensatz zu diesem keine eigenen Gefäße.

Allgemein gibt es drei Möglichkeiten, wie der Übergang vom Schmelz zum Zement am Zahnhals aussehen kann (Abb. 20).

Abbildung 20.2 zeigt die Zementzunge, Abb. 20.3 eine der Ursachen für das Problem der sensiblen Zahnhälse, da hier das Dentin im Zahnhalsbereich ungeschützt äußeren Einflüssen ausgesetzt ist (s. S. 65).

Nicht selten kommen Hyperzementosen vor. Das sind kolbige Zementverdickungen an der Wurzelspitze. Wenn das Ziehen eines Zahnes zu einer kleinen Ope-

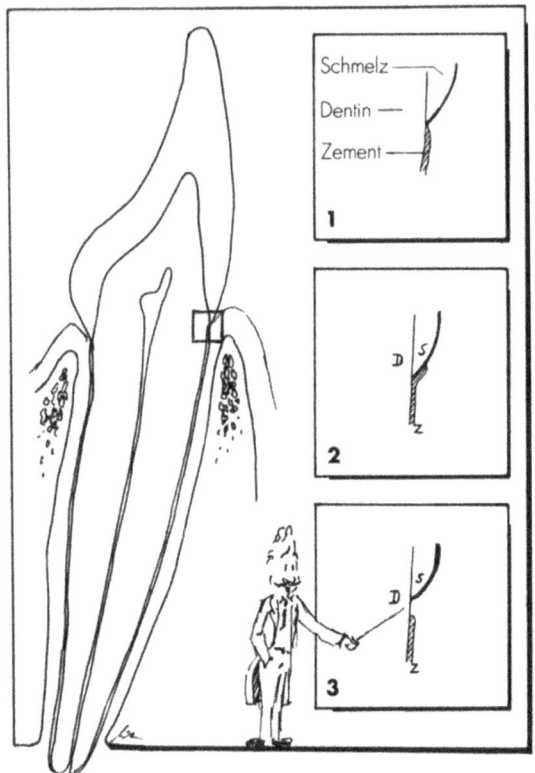

Abb. 20. Die Schmelz-Zement-Grenze.

ration wird, kann das an einer Hyperzementose liegen (s. S. 146).

In das Zement strahlen die Faserbündel ein, die den Zahn im knöchernen Zahnfach verankern. Die Wurzeloberfläche, auf der diese Fasern ansetzen können, beträgt bei einem Frontzahn bis zu 2,5 cm², bei einem mehrwurzligen Backenzahn sogar bis zu 4,5 cm². In jedem Quadratzentimeter setzen 28 000 Bindegewebsfasern an. Aus diesem Grund ist der Zahnhalteap-

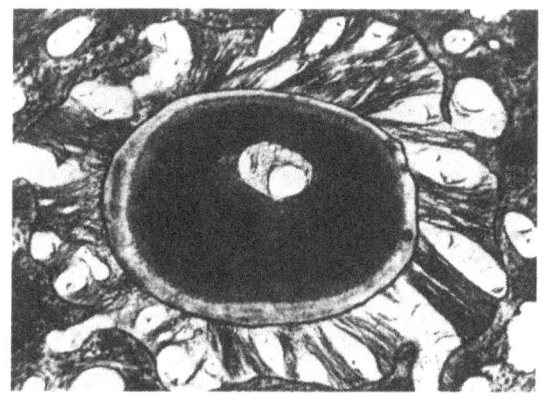

Abb. 21. Ein Querschnitt durch den Zahn nahe der Wurzelspitze. Die Faseraufhängung hält den Zahn im umgebenden knöchernen Zahnfach.

parat der Seitenzähne natürlich viel besser in der Lage, die Hauptlast des Kaudruckes aufzunehmen.

Außer den Bindegewebsfasern finden sich im Spalt zwischen Zahn und umgebendem Knochen auch Zellen, Gefäße und Nerven. Die häufigsten Zellen sind Faserbildner (Fibroblasten), die den beschriebenen Halteapparat herstellen. Durch sie wird er auch immer wieder erneuert.

Immer finden sich auch Epithelzellen (Schleimhautzellen), die als Überbleibsel der Zahnentwicklung (s. S. 13) für einigen Ärger sorgen können, wenn sich aus ihnen Zysten entwickeln. Schließlich sind in diesem Spalt einzelne freie Zellen verstreut, die dem Immunsystem angehören und Entzündungen (Parodontitis) bekämpfen (s. S. 75, 76 und S. 120 mit Abb. 45).

Die Blutgefäße sind im Desmodontalspalt erheblich stärker vertreten als in anderen bindegewebigen Strukturen des Körpers. Sie bilden knäuelartige Gefäß-

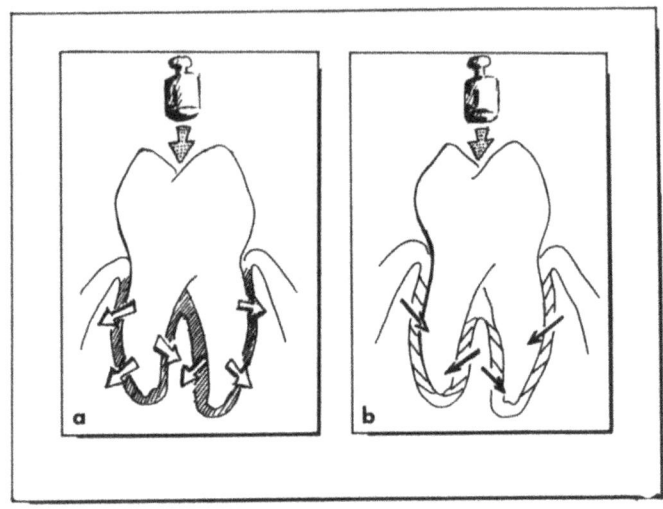

Abb. 22 a,b. Kraftverteilung und -umwandlung durch die Gefäße und Fasern des Zahnbettes. **a** Blut und Lymphgefäße sorgen für gleichmäßige Durckverteilung. **b** Die Bindegewebsfasern verwandeln Druck in Zugbelastung für den Knochen.

schlingen (Glomerula). Diese Gefäßkanäle dienen der hydraulischen Druckverteilung, sie sind also sozusagen das »Wasserbett« des Zahnes. Druck, der von oben auf den Zahn ausgeübt wird, wird gleichmäßig verteilt (Abb. 22 a). Natürlich dienen sie auch dem Antransport von Sauerstoff und Nährstoffen sowie dem Abtransport von Kohlendioxid und Schadstoffen über das Blut.

Das Zahnzement hat keine Gefäßversorgung. Es wird »per diffusionem«, also durch den freien Stofftransport zwischen den Zellen, versorgt. Das macht ein reiches Lymphgefäßsystem notwendig, das die Schadstoffe der Gewebsflüssigkeit entsorgt. Dieses Lymphsystem beteiligt sich auch an der »hydraulischen Federung« des Zahnes.

Die Nerven des Zahnhalteapparates können zwei verschiedene Empfindungen übermitteln: Schmerz und Druck. Zähne, die durch eine Fehlstellung nicht in ihrer Achse belastet sind, können allein aus diesem Grund erhebliche Schmerzen verursachen.

Aber nicht nur der Druck aus seitlicher Richtung wird von diesen Nerven gemeldet. Auch wenn ein Zahn beim Zubeißen oder bei Seitwärtsbewegungen einen Vorkontakt hat, wird das an das Gehirn weitergeleitet. Dort löst dieser Reiz einen Reflex aus, der über einen Reflexbogen beantwortet wird. Die Kaumuskulatur wird beauftragt, diesen störenden Kontakt zu beseitigen, was zu unwillkürlichem, meist nächtlichem Knirschen oder Zahnpressen führt (s. S. 19, 68). Vorkontakte entstehen durch Zahnwanderungen infolge einer unversorgten Zahnlücke (s. S. 62) oder durch Zahnfehlstellungen, aber auch durch ungünstige Form der Kauflächen. Es brauchen nur Bruchteile von Millimetern zu sein, die entweder zum Knirschen oder auch zu andauernden Schmerzen führen können. Nicht nur Vorkontakte, auch psychische Belastungen können ein Grund für das Zähneknirschen oder Pressen sein.

Die Aufhängung des Zahnes an seinen bindegewebigen Fasern wirkt als Kraftumwandler. Druck, der auf den Zahn ausgeübt wird, wird in Zugbelastung umgewandelt (Abb. 22 b). Wie oben beschrieben, haben die Molaren mit ihrer großen Wurzeloberfläche einen sehr viel stabileren Zahnhalteapparat als einwurzlige Zähne. Sie sind darauf eingerichtet, viel Kaudruck aufzunehmen. Fehlen Molaren, und muß daher mit den Frontzähnen gekaut werden, dann nehmen diese unweigerlich Schaden.

Die Zugbelastung ist für Knochen physiologisch, d. h. angemessen. Knochen bildet sich unter Zug, und der Ansatz von Bändern und Muskeln erzeugt ebenfalls

Zugbelastung. Fehlt die Zugbeanspruchung, oder wird der Kieferknochen sogar auf Druck belastet, dann zieht er sich mehr oder weniger schnell zurück (er atrophiert). Man unterscheidet daher eine Inaktivitäts- und Druckatrophie. Aus diesem Grund sind auch kieferorthopädische Zahnbewegungen möglich. Der Zahn wird dadurch »verschoben«, daß er gegen die eine Wand seiner Fassung gedrückt wird, die sich auf diesen Druck hin abbaut. Auf der anderen Seite »zieht« der Halteapparat den Knochen »hinter sich her«. Seine Zugbeanspruchung bewirkt Knochenanbau.

Da die faserbildenden Zellen auch nach dem Zahndurchbruch im Desmodontalspalt verbleiben, ist klar, daß der Zahnhalteapparat ständig erneuert wird. Der Kaudruck stimuliert diese ständige »Runderneuerung«. Ein Zahn, der nicht belastet wird, verliert dagegen an Festigkeit und ändert seine Stellung (s. auch S. 63 mit Abb. 28 und S. 147).

Das Innenleben des Zahnes

Wie oben beschrieben, entsteht das allgemein als »Nerv« bezeichnete Innenleben des Zahnes aus dem durch die Zahnglocke eingefaßten Gewebe (s. S. 14). Da es sich eben nicht nur um Nerven allein handelt, bezeichne ich das Zahnmark im weiteren mit seinem eigentlichen Namen »Pulpa«.

Die Pulpa liegt in der Markhöhle, die sich in eine Pulpenkammer und die Wurzelkanäle teilt (Abb. 23.1). Die Wurzelkanäle können ausgesprochen bizarre Formen annehmen (Abb. 23.4). Es gibt wohl eine Norm, nach der der obere Schneidezahn einen und der untere erste Molar drei Kanäle aufweisen, zusätzliche Kanäle sowie Seitenkanäle und -buchten sind jedoch sehr häufig. Sie können

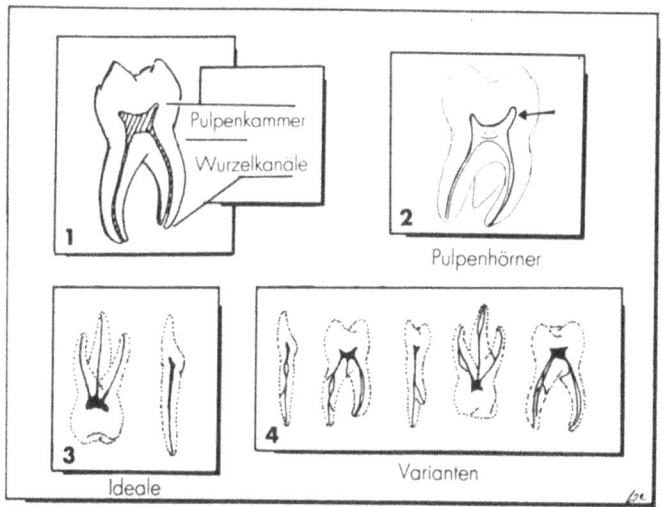

Abb. 23. Das Pulpencavum.

durch Ausgüsse sichtbar gemacht werden und sind für die Unwägbarkeiten einer Wurzelkanalbehandlung verantwortlich (s. S. 112, 132, 137, 148). Unregelmäßigkeit ist hier die Regel, die angegebene Norm nur eine Orientierungshilfe und jede Wurzelbehandlung ein diffiziler mikrochirurgischer Eingriff. Die Pulpenkammer hat zur Kaufläche hin Ausläufer, die als Pulpenhörner bezeichnet werden (Abb. 23.2). Das zur Zahnbogenmitte gelegene Pulpenhorn ist deutlich größer. Frühzeitig werden die Pulpenhörner durch die Sekundärdentinbildung verkürzt. Dies ist allerdings nur dann möglich, wenn der Zahn genügend Zeit hatte. Karies hat am jugendlichen Zahn kürzere Wege zur Pulpa und löst daher früher eine Entzündung der Pulpa aus (s. S. 58).

Bevor nun aber die möglichen Erkrankungen besprochen werden, soll erst einmal erklärt werden, woraus die Pulpa eigentlich besteht.

Das Pulpagewebe ist seiner Herkunft entsprechend Bindegewebe, also ein lockeres Faserwerk. Es enthält außer dem immer wieder genannten Nerv noch freie Zellen und Blutgefäße. Die Wandung wird von den das Dentin bildenden Odontoblasten ausgekleidet. Sie stehen miteinander in enger Verbindung und senden jeweils einen Zellfortsatz durch das Dentin (s. S. 18, Abb. 17 links). Überall im Fasergeflecht verstreut liegen die Zellen, die das Bindegewebe bilden und erneuern (Fibroblasten) sowie Zellen der Immunabwehr. Die interessantesten Zellen der Pulpa sind sogenannte Ersatzzellen (s. S. 10). Sie gleichen den Mesenchymzellen, aus denen die ganze Pulpa entstanden ist, sind also quasi embryonale Zellen. Sie können sich in verschiedene Zellen, die in der Pulpa vorkommen, verwandeln (Omnipotenz), also in Odontoblasten oder Immunzellen. Sie sind praktisch die noch nicht ausgebildeten Reservetruppen der angegriffenen Pulpa. Diese großartige Fähigkeit des Zahnmarks wird bei zahnerhaltenden Maßnahmen besonders genutzt, nämlich bei der direkten Überkappung und der Vitalamputation (s. S. 109, 112). Hier war die Karies schon bis zur Pulpa vorgedrungen, konnte aber noch völlig entfernt werden. Das Zahnmark war noch nicht entzündet. Vielleicht war auch durch einen Unfall ein Stück der Krone abgebrochen und daher die Pulpa eröffnet. Die Innenauskleidung mit Osteoblasten ist an dieser Stelle also auch zerstört. In einem solchen Fall kann es der Zahnarzt durch seine Maßnahmen ermöglichen, daß Reservezellen den Platz der Osteoblasten einnehmen, selber zu solchen werden und den Defekt wieder schließen.

Das Zahnmark ist von einem dichten Gefäßnetz durchzogen. Viele kleinere Gefäße mit geringerem Bluttransport verbinden die Gefäße des Zahnhalteapparates mit denen der Pulpa. Sie erreichen das Innere des Zahnes über zusätzliche kleine Kanäle, die durch das Dentin führen. Immer führt ein solch hartwandiger Kanal eine Arterie (Zufuhr) und eine Vene (Abfluß). Die Hauptblutleitung führt durch die Öffnung an der Wurzelspitze. Anders als überall sonst im Körper sind jedoch hier die Zu- und Ablaufwege des Blutes die Schwachstelle im System.

Wenn die Arterie sehr weit gestellt wird, um viel Blut zum entzündeten Gewebe zu führen, wird der Abfluß durch die Vene behindert. Damit wird auch die Entsorgung gestört. Die Heilungschancen sinken! Das Foramen apicale (die Öffnung an der Wurzelspitze) wird zudem noch im Alter immer enger und die Chance für eine Heilung geringer. Aus diesem Grund bedeutet eine Pulpitis in den meisten Fällen den Verlust der Pulpa (s. S. 58, 113).

Mit den Blutgefäßen erreichen auch Nervenfasern das Innere des Zahnes durch das Foramen apicale. Sie bilden unter den wandständigen Odontoblasten ein Nervengeflecht. Hier stehen sie mit diesen in Verbindung, und es sollen auch Fasern bis in das erste Drittel der Dentinkanälchen hineinreichen. Wie aber der Schmerz im Zahn entsteht, darüber bestehen verschiedene Theorien (s. S. 57).

»Im Mund heilt alles schneller«

Es ist sinnvoll, daß der Mund als ein Tor zum Organismus besonders gut mit den Abwehrmöglichkeiten des Immunsystems bestückt ist. Ein Produzent von Abwehrkörpern sind die Speicheldrüsen. Aber auch durch den Spalt zwischen Zahnfleisch und Zahn (gingivaler Sulcus) erreichen Antikörper die Mundhöhle. Solche Antikörper sind Proteine, die Bakterien in ihrem Stoffwechsel behindern und deren Haftung am Zahnfleisch erschweren können. In der normalen Speicheproduktion eines Tages, die 1 bis 1,5 Liter beträgt, finden sich bis zu 0,1 g solcher Antikörper (und das ist viel!).

Auch Abwehrzellen bekämpfen Krankheitserreger in der Mundhöhle. Sie sind in allen Geweben ständig präsent und werden bei Bedarf auch über den Blutweg verstärkt herangebracht. Was an Krankheitserregern diese Barriere überwindet, wird im Rachen von einer weiteren, noch stärkeren Abwehrmauer erwartet, dem Waldeyerschen Rachenring. Nach einem Anatom der 30er und 40er Jahre benannt, ist dies die Gesamtheit aller Tonsillen, also der Rachen-, Gaumen- und Zungenmandeln, sowie länglicher Gewebestränge der seitlichen Rachenwände. Es ist also bei gesundem Organismus reichlich für Abwehrmöglichkeiten gegen Krankheitserreger gesorgt.

Auf einen Träger dieser Abwehr (den Speichel) und seine Produzenten (die Speicheldrüsen) wird im folgenden noch einmal näher eingegangen.

Die Speicheldrüsen

Es gibt drei große Speicheldrüsen, von denen eine, die Ohrspeicheldrüse (Glandula parotis) vor und unterhalb des Ohres am aufsteigenden Unterkieferast liegt; zwei weitere finden sich unterhalb der Zunge. Ihre Ausführungsgänge weisen an die Stellen der stärksten Zahnsteinablagerungen, und sie sind auch die Ursache dafür. Der meiste Zahnstein bildet sich häufig an den Innenflächen der Unterkieferfrontzähne und der Wangenfläche des ersten Oberkiefermolaren. Der Mineralgehalt des Speichels, von dem die Zähne profitieren (s. S. 218, 230, 235), härtet und festigt auch das von Bakterien geschaffene Gerüst aus Nährstoffresten. So kann Zahnstein entstehen (s. S. 74). Über diese drei großen Speicheldrüsen hinaus finden sich noch unzählige kleinere in der

Mundschleimhaut (die Sie mit der Zunge tasten können; s. S. 50).

Wofür sind die Speicheldrüsen überhaupt nützlich? Wozu braucht man Speichel?

- Der Speichel wirkt durch seine Inhaltsstoffe, und davon hat er reichlich. Durch die Amylase, ein Enzym – also ein Eiweißmolekül –, das im Speichel enthalten ist, beginnt schon im Mund die Verdauung (s. S. 233).
- Im Speichel liegen die Mineralien des Zahnes als gesättigte Lösung vor. Sie machen, wenn ausreichend Zeit vorhanden, den Schmelzmantel gegen den von Bakterien ausgehenden Säureangriff widerstandsfähiger (Remineralisation) (s. S. 218, 230, 235).
- Durch Bereitstellung von Antikörpern des Immunsystems wirkt der Speichel direkt bei der Abwehr von Entzündungen im Mundbereich mit.
- Enzyme (Lysozym) aus dem Speichel bekämpfen Krankheitserreger; sie greifen deren Bakterienwände an. Im Speichel findet sich auch ständig Rhodanit und schafft ein ungünstiges Milieu für entzündungsauslösende Keime. Sie haben Ihr desinfizierendes Mundwasser also immer bei sich und brauchen nicht noch eines (vgl. S. 212).
- Die Benetzung der Schleimhäute und der Zähne mit einer Schleimschicht aus Speichel erschwert die Anhaftung von Bakterien und Speiseresten. Diese Schicht trägt auch zur Säurebeständigkeit der Zähne bei.
- Der Speichel hilft dadurch, daß er die Zähne ständig umspült bei der Reinigung.
- Der Speichel besitzt eine Pufferkapazität, d. h. er kann in gewissen Grenzen Säure neutralisieren (s. S. 219).

- Wer schon erlebt hat, daß ihm bei einer Ansprache vor Aufregung der Mund ganz trocken wurde, weiß: Der Speichel hilft entscheidend beim Sprechen.
- Last not least macht das Einspeicheln der Nahrung diese erst speiseröhrengängig, es »rutscht eben besser«.

Einige der aufgeführten Punkte zeigen den Speichel als vielseitigen Schutz gegen die Karies. Er muß allerdings von Ihnen auch die Möglichkeit erhalten, wirksam werden zu können (s. S. 230).

Auf einen Punkt möchte ich nochmals näher eingehen: Bei Streß wird die Ausschüttung von Adrenalin erhöht, die Speichelproduktion gehemmt. Ein gestreßter Alltag bedeutet also eine schwächere Wirkung des Abwehrsystems Speichel. Darüber hinaus führen viele Medikamente, die infolge einer hektischen Lebensführung eingenommen werden, wie Beruhigungspillen, Mittel gegen zu hohen Blutdruck und Appetitzügler, zu einer zusätzlichen Verringerung der Speichelproduktion. Auch Genuß- und Rauschgifte haben die gleiche Wirkung. Die Gesundheit von Zähnen und Mundschleimhaut ist also ein Grund mehr, Streß und seine Folgen zu meiden.

Eine Führung durch den Mund – Mundschleimhaut und Zunge

Nach soviel Theorie ist es Zeit für eine Exkursion (Abb. 24). Die Zunge, die zugleich Gegenstand der Betrachtung ist, soll Ihnen zuerst einmal zur Erforschung der Mundhöhle mit ihrem Tastsinn dienen.

Wenn Sie mit der Zungenspitze über die Kauflächen der Backenzähne hinaus zur Wange hin tasten, ge-

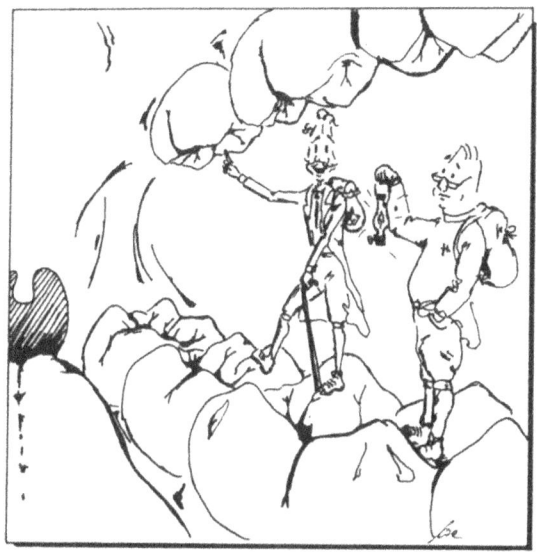

Abb. 24. Mundhöhlenforscher.

langen Sie in den Mundvorhof (den Raum zwischen Zähnen und Wange). In Höhe des von der Mitte aus gezählten sechsten Zahnes des Oberkiefers werden die meisten an der Wange ein kleines Schleimhautläppchen tasten können. Es legt sich über den Ausführungsgang der großen Ohrspeicheldrüse. Wenn Sie nun an der Außenfläche dieses Zahnes zum Zahnfleisch hin Rauhigkeiten ertasten können, steht eine Zahnsteinentfernung dringend an (auch wenn der letzte Zahnarztbesuch noch kein halbes Jahr zurückliegt). Der Speichel, der hier besonders reichlich vorbeifließt, mineralisiert die Beläge an dieser Stelle sehr bald, und daher können Sie den Zahnstein hier frühzeitig bemerken. Wenn Sie mit der Zungenspitze fest gegen die gespannten Wangen drücken, werden Sie nun feine Knötchen spüren können.

Das sind die kleinen Speicheldrüsen, die unter anderem die Schleimhäute feucht halten.

Die Spannung in den Wangen erreichen Sie durch die mimische Muskulatur. Sie hilft Ihnen, nicht nur durch den Gesichtsausdruck deutlich zu machen, wie das Essen schmeckt (bewußt oder unbewußt), sie hilft auch ständig (unbewußt) beim Essen mit, die Speise wieder zwischen die Zahnreihen zu befördern. Durch Spannung der mimischen Muskulatur verengen Sie den Mundvorhof und drücken die Speise auf die Kauflächen.

Wenn Sie nun die Zungenspitze hoch in der Umschlagsfalte zur Zahnbogenmitte führen, tasten Sie mehr oder weniger deutlich das Lippenbändchen. Es ist eine Schleimhautfalte und beinhaltet einige Muskelfasern der mimischen Muskulatur. Seine Form ist sehr variabel und bei zu tiefem Ansatz kann es die Ursache für eine Lücke zwischen den beiden mittleren Oberkieferfrontzähnen sein (Diastema mediale). Dieser zu tiefe Ansatz ist leicht zu versetzen. Die Lücke kann sich im Wechelgebiß oft ganz ohne nachfolgende kieferorthopädische Behandlung schließen, da die Ursache ja behoben ist.

Führen Sie nun die Zunge über die Frontzähne in die eigentliche Mundhöhle zurück, so tasten Sie auf dem Weg von den Schneidekanten zur Gaumenschleimhaut die geschwungene Hinterfläche der Frontzähne, die in ihrer Form im Idealfall mit der Form der Kiefergelenkbahn korrespondiert (Abb. 15.1).

Gleich über den Frontzähnen bemerken Sie an der Gaumenschleimhaut eine leichte Erhöhung, die Papilla inzisiva. Hier treten Gefäße und Nerven aus dem Knochen in das Bindegewebe, die den vorderen Anteil des Gaumens versorgen. Etwas tiefer in den Mund hinein sind deutlich quer verlaufende Rillen und Falten zu tasten (die Rugae et Plicae transversae). Sie dienen zusammen mit der Zunge der Lautbildung (2. Artikulationsgebiet). Als erstes Artikulationsgebiet werden Lippen und Schneidezahnreihen bezeichnet. Hier werden mit den Lippen die harten Laute wie P und B gebildet und mit Lippen und Schneidekanten das F. Im zweiten Artikulationsgebiet, das Sie gerade tasten, wird z. B. das C, Z, S erzeugt. Das dritte Artikulationsgebiet sind weicher Gaumen und Zungengrund, mit dem Sie beispielweise G, K, Q sprechen.

Die schrägen Rillen und Falten am Gaumen helfen aber auch bei der Geschmacksempfindung mit. Die Zunge zerreibt an ihnen einen Teil der Nahrung, und die Geschmacksintensität wird hierdurch für die Zungenwärzchen (s. u.) verstärkt.

Lassen Sie nun die Zunge am Gaumendach noch etwas weiter nach hinten gleiten, so ist eine härtere Zone im mittleren Bereich von zwei »gepolsterten« Flächen an den Seiten zu unterscheiden. Die Polster sind hier, wie immer am Körper, Fetteinlagerungen, und in dieser Fettschicht liegen wieder kleine Speicheldrüsen. Diese sind aber nicht so deutlich zu ertasten wie an den Lippen und Wangen.

Zum Schluß können Sie noch den Abschluß des harten Gaumens und damit den Übergang zum Gaumensegel fühlen. Hier endet die knöcherne Trennwand zwischen Nasen- und Mundhöhle.

Eine ähnliche Exkursion mit der Zunge im Unterkiefer ist weniger ergiebig. Sie können, wenn Sie die Zunge gegen den Unterrand des Mundes drücken, am Mundboden deutlich als kleine Knoten Anteile der Unterzungen-Speicheldrüse (Glandula sublingualis) spüren, die sich aus vielen Drüsen zusammensetzt. Ganz vorne am weichen Mundboden tasten Sie zwei Hautläppchen. Hier liegen die Mündungen der Drüsengänge (Carunculae). Deutlicher als im Oberkiefer ist die bauchige Form der Seitenflächen Ihrer Zähne, aus der sich Konsequenzen für die Zahnpflege ergeben (s. S 195, 196 mit Abb. 59).

Rollen Sie nun die Zunge ein und fahren mit der Spitze über den Zungenrücken selbst, dann merken Sie einmal mehr, was sie für ein Bewegungsakrobat ist. Außerdem ertasten Sie ihre Oberfläche. Weit hinten auf dem Zungenrücken fühlen Sie möglicherweise eine etwas rauhere Oberfläche (das gelingt manchem nur nach etwas Training). Daß die Zunge einen ausgezeichneten Tastsinn besitzt, wurde bereits deutlich. Darüber hinaus vermittelt sie aber auch Temperatur- und Geschmacksempfindungen. Im Inneren stellt sie sich als ein solider Muskelkörper dar, dessen Fasern vertikal, horizontal und transversal (sprich: kreuz und quer) verlaufen – daher die Beweglichkeit in alle Richtungen.

Der Zungenrücken ist dicht bestanden mit den Zungenpapillen (Zungenwärzchen). Das sind schleimhautüberzogene Erhebungen (Abb. 25 a). Sie vermitteln Ihnen die von der Zunge ausgehenden Empfindungen. Die ertastete Oberfläche der Zunge ergibt sich hauptsächlich aus den fadenförmigen Papillen (Papillae filiformes). Sie bestehen aus Randwällen (Primarpapillen), auf denen sich 10–30 feine fadenförmige Fortsätze mit verhornter Spitze (Sekundärpapillen) finden. Ein einziger Quadratzentimeter weist ca. 500 solcher Sekundärpapillen auf. Sie sind für den Tastsinn verantwortlich.

Ebenfalls über die ganzen ersten 2/3 des Zungenrückens verteilt finden sich die etwas größeren, pilzförmigen Papillen (Papillae fungiformes). Etwa 130 sind auf der ganzen Zunge verteilt. Im Spiegel werden Sie sie gut als hellrote Punkte erkennen können. Im Bereich der Zungenspitze vermitteln sie die Geschmacksqualität süß, seitlich salzig.

Die blattförmigen Papillen (Papillae foliatae) befinden sich hinten seitlich an der Zunge. Sie beinhalten

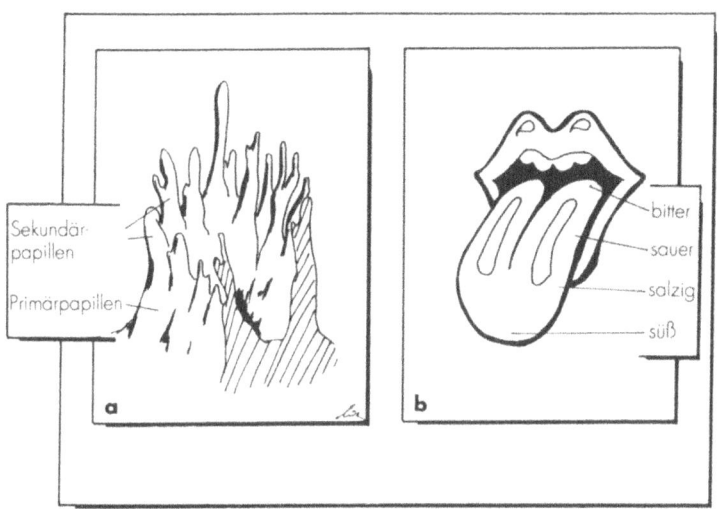

Abb. 25. Die Zunge. **a** Papillae filiformes; **b** Geschmackszonen.

beim Kind noch einige, beim Erwachsenen keine Geschmacksknospen mehr. Statt dessen münden zwischen ihnen noch einige Speicheldrüsen.

Die großen Papillen (Papillae vallatae, 2–3 mm im Durchmesser) befinden sich V-förmig angeordnet an der Grenze zum hinteren Drittel der Zunge. Von ihnen gibt es nur 8–10. Sie vermitteln bitteres Geschmacksempfinden (Abb. 25 b). Hinter diesen, am Zungengrund, liegen die Zungenmandeln. Diese sind ein Gewebe, das sich an der Bereitstellung von Zellen für das Immunsystem (s. Waldeyerscher Rachenring S. 46) beteiligt.

Die große Bedeutung der Zunge für das Wohlbefinden wurde schon durch die »Rolling Stones« in den 60er Jahren erkannt und weltweit populär gemacht (Abb. 25 b).

3 Etwas Pathologie

Was ist Karies?

Um es gleich am Anfang zu sagen: Sowohl im Zusammenhang mit Karies als auch mit dem Zahnschmerz wird mit Theorien gearbeitet (die Tiermediziner wissen ja auch noch nicht, womit die Katze schnurrt, obwohl sie das fünfmal am Tag gefragt werden). Die Auflistung sämtlicher Theorien in diesem Rahmen wäre nicht nur unergiebig, sondern auch sehr ermüdend. Deshalb soll hier bei der Kariesentstehung nur der gesicherte, grobe Zusammenhang beschrieben werden. Zum Zahnschmerz wird die derzeit wahrscheinlichste Theorie erläutert.

Einigkeit herrscht mittlerweile wohl darüber, daß die Karies ein bakteriell-chemisches Geschehen ist. Das bedeutet, Ausgangpunkt für ein kariöses Geschehen sind Bakterien (Abb. 72). Sie müssen in ausreichender Zahl vorhanden sein, was dann möglich ist, wenn der Wirt, Sie also, sie ungestört und seine Zähne ungeputzt läßt. Dann brauchen sie nur noch Zeit und Substrat (Abb. 26). Substrat bedeutet einfach, es muß ihnen Nahrung zugeführt werden, und das geschieht in gleichem Zuge, wie sich der Wirt Nahrung zuführt. Nun sind die Bakterien keine Gemischtkostverzehrer wie wir, sondern sie

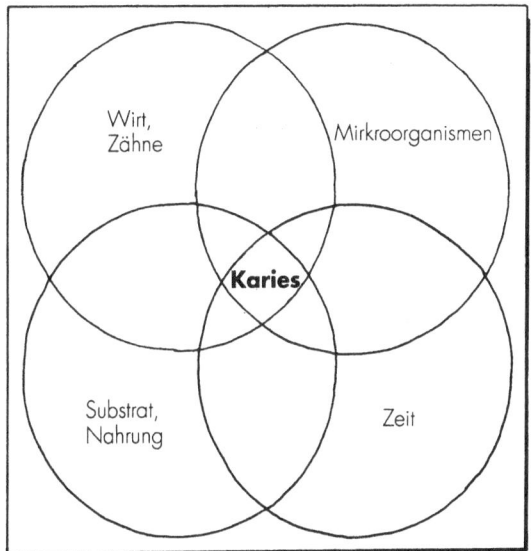

Abb. 26. Kariesätiologie.

»essen« nur Zucker. Soweit kann man ihnen auch noch nichts übelnehmen. Bis zu diesem Punkt sitzen sie nur in froher Runde zwischen den Zähnen und freuen sich wie ihr Wirt über das reichhaltige Angebot an Süßigkeiten. Getrübt wird die Freude erst dann, wenn die Bakterien – wieder ganz wie der Wirt – irgendwann zur Toilette müssen. Sie lassen es nämlich – ganz anders als der Wirt – einfach unter sich und damit auf den Zahn gehen. Und was sie machen, das ist Milchsäure. Diese Milchsäure löst den Zahnschmelz an, es entstehen erst milchig weiße, dann bräunliche Flecken. In diesem Stadium, durch den Wirt oder dessen Zahnarzt entdeckt, kann die weitere Entwicklung noch gestoppt werden, und zwar schon einfach dadurch, daß man diese Bakterien nicht mehr ganz so zuvorkommend bewirtet. Dadurch wird ihnen die Nahrung entzogen, sie haben nicht mehr Zeit und Möglichkeit, so ungestört zu tafeln (und zu pinkeln) und werden so in der Zahl dezimiert. Sämtliche Faktoren, die zur Kariesentstehung nötig sind, werden also reduziert. Darüber hinaus erhält der Speichel die Zeit, die er braucht, um als Reparaturdienst (s. S. 47, 218, 230, 235) wirken zu können, nachdem die etwas ungehobelten Gäste sich erleichtert haben.

Voraussetzung zum Erkennen dieser weißen und bräunlichen Flecken ist allerdings die regelmäßige Kontrolle und Zahnsteinentfernung.

Häufig finden sich diese Flecken unter dem Zahnstein, den man als die Behausung unserer Gäste auffassen kann. Die Bakterien benutzen die Bestandteile der ihnen angebotenen Nahrung, die sie nicht vertilgen können, ähnlich wie unsere Vorfahren, zum Hausbau. Ist dieses Bauvorhaben erst einmal an den geschützten Stellen am Zahnhals begonnen, dann zeigt sich der Reparaturdienst Speichel geradezu kooperativ (vgl. S. 74) Nachdem er den darunter liegenden Zahn schlechter erreichen kann, macht er sich eben beim Hausbau nützlich. Seine Mineralien werden in den Zahnbelag eingebaut und härten ihn zu Zahnstein. Die Bakterien sind zufrieden und ziehen sich zum Mahl zurück. Dann tun sie wieder, was sie nicht lassen können, und die Säurebelastung für den Zahn wird damit so stark, daß nun erste Prismen aus dem Schmelz ausbrechen und erste Rauhigkeiten entstehen. Das, was einmal vom Schmelz verloren ist, ist unwiederbringlich dahin und damit der Moment verpaßt, an dem eine Reparatur (besser: eine Härtung) des vorhandenen Schmelzes durch den Organismus möglich ist (s. S. 15). Durch Rauhigkeiten und anschließende Löcher haben die Bakterienbehausungen ihr Kellergeschoß erhalten. Dieses wird auch umgehend von den Bewohnern bezogen und als Wohnklo nutzbar gemacht. Der Prozeß unterhält sich nun von selbst. Vor der Zahnbürste geschützt, bacheln sich unsere Gäste ungestört in die Tiefe.

Wenn die Schmelzschicht einmal überwunden ist (der Weg ist im Bereich der Fissuren der Rillen auf der Kaufläche mitunter nur Millimeterbruchteile weit, s. S. 31), beginnt der ungestörte und einfache Stollenbau im weichen Dentin. Je nachdem, wohin der Weg des geringsten Widerstandes führt, kann dieser eng, steil und damit auch schnell zur Pulpa hin (penetrierend) oder langsamer auf breiter Front (unterminierend) geführt werden (Abb. 19). Mit dem Übergang in das Dentin beginnt der Schmerz.

Wie entsteht der Zahnschmerz?

Wie nun der Schmerz entsteht, war lange Zeit ein umstrittenes Problem. Der Zahnschmelz ist schmerzunempfindlich, er enthält keine Zellen. Das Dentin dagegen ist hochsensibel, jedoch nicht von Nerven durchzogen. Es wurde nach dieser Erkenntnis in zwei Richtungen geforscht: Waren die Nervenfasern nur noch nicht nachgewiesen, und konnten verfeinerte optische Techniken diesen Nachweis doch noch erbringen? Alle Versuche in diese Richtung schlugen fehl. Nervenfasern wurden nur vereinzelt und nur in der allerersten Strecke der Dentinkanälchen gefunden.

Eine zweite Möglichkeit wäre, daß es den Odontoblastenfortsätzen (dem langen Bein der dentinbildenden Zelle, s. S. 33, 34) in den Dentinkanälchen möglich ist, Schmerzempfindungen wie Nervenfasern – und an diese – weiterzumelden. Der Zahn bietet physiologisch wie auch anatomisch soviel Besonderheiten und Ausnahmen zu den anderen Geweben des Körpers, daß die Forscher bereit waren, diese Möglichkeit ernsthaft zu untersuchen. Es war aber auch diesen Untersuchungen kein Erfolg beschieden.

Die Erklärung, die sich heute durchsetzt und immer weiter erhärtet wird, beschreibt einen dritten Weg: In den Dentinkanälchen befindet sich mit den Zellfortsätzen reichlich Flüssigkeit. Sie wird »Dentinliquor« genannt. Jeder Reiz führt nun zu einer Bewegung dieser Flüssigkeit. Die Flüssigkeitsbewegungen werden von den Nervenendigungen der Pulpa registriert und von diesen als Schmerzwahrnehmung an das Gehirn gemeldet. Dieser Mechanismus ist in der Benennung der Theorie umschrieben. Man spricht von der »hydrodynamischen Theorie« der Schmerzentstehung am Zahn. Damit wäre erklärt, wie ein Gewebe, das keine Nervenfasern enthält, zur Schmerzwahrnehmung fähig ist. Die Weiterleitung des Schmerzes geschieht – wie an anderen Stellen des Körpers auch – über die Nervenbahnen. Diese Bahnen können mit Hilfe von lokal wirkenden Betäubungsmitteln unterbrochen werden.

Folgenschwer – die nicht behandelte Karies

Wenn der kariöse Prozeß sich dem Zahnmark (der Pulpa) nähert, beginnt dieses sofort mit seinen Abwehrmaßnahmen. Zunächst versucht sich das Zahnmark dadurch zu schützen, daß es sich zurückzieht. Die Zellen des Dentins bilden eine dickere Hartgewebswand (s. S. 36). Es findet ein Wettlauf zwischen ihnen und den kariesverursachenden Bakterien statt (Abb. 27.1). Der Zahn reagiert empfindlich auf heiße, kalte, süße oder saure Speisen, die in den Defekt gelangen. Auch wenn Sie kalte Luft durch die Zähne ziehen, verspüren Sie

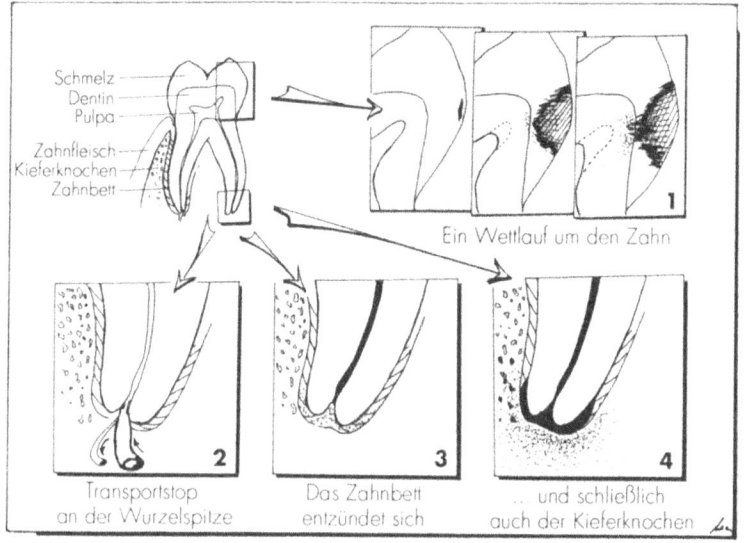

Abb. 27. Folgen der nicht behandelten Karies.

einen deutlichen Schmerz. Jetzt sollte eingegriffen werden, das heißt, die Bakterien mitsamt dem zerstörten und erweichten Hartgewebe entfernt und der Zahn durch eine Füllung wieder funktionstüchtig und putzbar gemacht werden. Geschieht das nicht, hat der Zahn das Rennen zwangsläufig verloren. Die durch Bakterien produzierte Säure führt zur Entzündung der Zahnpulpa (Pulpitis).

Nun ist eine Entzündung allgemein betrachtet nichts Schlechtes. Sie ist die Reaktion des Organismus auf einen bedrohlichen Reiz. Dieser reagiert zunächst mit einer erhöhten Durchblutung. Die Gefäßwände werden durchlässiger, um Schadstoffe aufzunehmen und um abwehraktive Substanzen und Zellen an den Ort des Geschehens zu bringen. Das Immunsystem tritt auf den Plan. Um die größere Blutmenge befördern zu können, weiten sich die Zuleitungen, die Arterien. Im Zahninneren entlassen die Kapillaren Flüssigkeit, nehmen Fremdstoffe auf, und die Venen haben so erheblich mehr abzuleiten. Kurz: es wird eng im Zahn.

Der Zahnschmerz hat sich mit der direkten Beteiligung der Pulpa verselbständigt. Er tritt nicht mehr nur bei Reizen auf, sondern auch völlig ohne Grund und hält erheblich länger an. Meist handelt es sich um einen hell stechenden und bohrenden Schmerz, den Inbegriff von Zahnschmerz, der unsere Vorfahren an Zahnwürmer glauben ließ. Dem Zahn kann nun auch durch eine Füllung in der Regel nicht mehr geholfen werden. Der entzündete Nerv kann sich nicht mehr erholen; es sollte eine Wurzelkanalbehandlung vorgenommen werden (s. S. 112).

Wird auch diese Chance verpaßt, dann führt der erhöhte Bluttransport, der fast ausschließlich über die hartwandige Öffnung des Zahnes an der Wurzelspitze läuft, dazu, daß der Druck von außen wie von innen steigt. So wird wie in einer überfüllten Straßenbahn an einer Haltestelle der Ausgang, der gleichzeitig der Eingang ist, verstopft. Keiner kommt mehr so richtig raus oder rein, und schließlich geht gar nichts mehr. Der Blutfluß kommt zum Stehen (Abb. 27.2).

Der Blutstau ist der Horror des Mediziners schlechthin, sein klassisches Beispiel das Raucherbein. Da, wo kein Blut mehr fließen kann, kann kein Sauerstoff mehr zugeführt und kein Kohlendioxid mehr abtransportiert werden. Die Zellen werden nicht mehr versorgt, das betroffene Gewebe stirbt ab. Von abgestorbenem Gewebe leben Fäulnisbakterien, die sich, wenn der Betroffene auch jetzt noch (zum Beispiel mit Hilfe intensiver Cognacspülungen) die Behandlung des Zahnes erfolgreich umgeht, über den Zahn hermachen. Zunächst tritt jedoch erst einmal Erleichterung ein. Mit dem gesamten pulpalen Gewebe sterben auch die Nervenfasern des Zahnmarks ab. Dadurch ergibt sich ein schmerzfreies Intervall. Wenn Sie nun in der Bücherei das falsche Buch erwischt haben, dann wissen Sie:

> »Menschen, die regelmäßig Weizenkeimsaft trinken, stellten oft zu ihrem Erstaunen fest, daß kleine Zahnlöcher heilten und daß kleine Plomben vom Zahn im Heilungsprozeß ausgestoßen wurden. Dieser Saft scheint die Minerale und Vitamine zu enthalten, die unsere Vorfahren vor einigen tausend Jahren in ihrer täglichen Nahrung genossen.«

Prima, die Götter des Weizenkeims haben also Ihr Flehen erhört und Ihren Zahn gesunden lassen. Es ist ein Jammer, denn während Sie noch dankbar sind, kann das abgestorbene Zahnmark von Fäulnisbakterien besiedelt werden. Das Gewebe wird faulig zersetzt, und dabei entstehen Gase, die zu einer Drucksteigerung und schließlich zu einem regelrechten Überdruck im Zahninneren führen. Dieses Geschehen ist von Dauerschmerz begleitet, hat einen sehr einprägsamen Geruch und wird als Gangrän bezeichnet.

Über die Öffnung an der Wurzelspitze wird der Druck an das Zahnbett weitergeleitet, das sich infolge der Fäulnisprodukte zu entzünden beginnt (Abb. 27.3). Der Zahn schmerzt nun oft ununterbrochen und kann hoch berührungsempfindlich sein. Wird der Zahn nun trepaniert (= eröffnet, = gelocht), können die Faulgase entweichen, und das Schmerzempfinden läßt schlagartig nach. Auch jetzt ist eine Wurzelbehandlung noch möglich, die sich allerdings etwas langwieriger gestaltet. Wird der Zahn weiterhin sich selber überlassen, dann kann die Entzündung auf den Kieferknochen übergreifen (s. Abb. 27.4) und schließlich zur typischen »dicken

Backe« führen. Je nach Schweregrad der Entzündung, das heißt auch je nachdem, wie lange keine Behandlung vorgenommen wurde, kann ein solcher Zustand noch ambulant vom Zahnarzt oder muß stationär in einer Klinik behandelt werden.

Sie sehen, es ist nicht einfach ein Schönheitsfehler oder die harmlose Folge von Nachlässigkeit, wenn ein erkannter Zahnschaden nicht behandelt wird. Je länger Sie eine notwendige Behandlung hinauszögern, desto komplizierter und schwieriger wird der Zustand, desto langwieriger wird auch die Behandlung.

Die oben beschriebenen Schmerzsymptome sind selbstverständlich nur Anhaltspunkte. Der Schmerz ist eine rein subjektive Empfindung. Dieselbe Ursache kann bei zwei verschiedenen Menschen und sogar bei ein und demselben Menschen in unterschiedlicher Lebenslage völlig unterschiedlich starke Schmerzen verursachen. Es gibt sicher den Fall, daß das ganze Geschehen erst an seinem Schlußpunkt vom Betroffenen als wirklich schmerzhaft empfunden wird. Andererseits kommt es auch nicht selten vor, daß harmlose oder völlig andere Ursachen zu Schmerzzuständen führen, die der Pulpitis gleichen.

In jedem Fall ist es also bei Mißempfindungen am Zahn sinnvoll, abklären zu lassen, wo die Ursachen liegen. Meist ist es halb so wild!

Zahnlücken

Fast schon entnervt reagieren Patienten manchmal, wenn sie durch einen Zahnarzt beim ersten Besuch in dessen Praxis auf Lücken im Seitenzahnbereich hingewiesen werden. Schon der Zahnarzt zuvor und auch dessen Vorgänger habe sie auf die Notwendigkeit einer

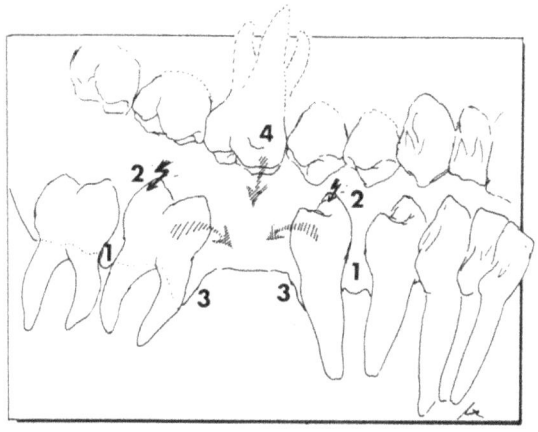

Abb. 28. Vorgänge um eine Zahnlücke.

Versorgung aufmerksam gemacht. Die Lücken bestänalen aber nun schon einige Jahre und machten keine Probleme, man könne sehr gut kauen. Den gleichen Patienten wäre jedoch eine Zahnlücke im Bereich der Frontzähne – aus verständlichen Gründen – unvorstellbar. Es sieht eben ungepflegt, greisenhaft und einfach unschön aus. Außer den rein ästhetischen Nachteilen, die bei Frontzähnen so offenkundig sind, haben Zahnlücken aber auch erhebliche gesundheitliche Folgen, auf die ich Sie hier aufmerksam machen möchte:

Die Bedeutung des »Schulterschlusses« in der Zahnreihe wurde bereits dargelegt. Wird dieser nun durch den Verlust eines Zahnes aufgelöst, beginnt ein so dynamisches System, wie es der Kauapparat ist, zu arbeiten. Die nun nicht mehr abgestützten Zähne kippen (Abb. 28). Durch schräge Zahnstellung ergeben sich Nischen, die für eine ausreichende Zahnreinigung kaum zugänglich sind (in Abb. 28.1). So schafft man den Karies erzeugenden Bakterien eine friedliche Heimstatt; es bildet sich Karies und Zahnstein. Der Zahnstein kann dort auch zu Zahnfleischentzündungen und letztlich auch zum Abbau des Zahnhalteapparates führen.

Die gekippten Zähne sorgen auch für störende Vorkontakte zwischen den Zahnreihen der beiden Kiefer. Diese führen nicht selten zu Schmerzen an Zahn und Kiefergelenk oder zu Knirschen und Pressen mit deren Folgen (s. S. 19, 68 und Abb. 28.2).

Der Zahnhalteapparat wird nicht mehr so achsengerecht belastet wie bei abgestützten Zähnen. Ein deutlicher Knochenabbau am betroffenen Zahn ist der typische Röntgenbefund nach Jahren solcher Fehlbelastung (Abb. 28.3).

Da dem Zahn des Gegenkiefers ein Antagonist, d. h. ein Partner, auf den er aufbeißt, fehlt, kann es zu Stellungsänderungen auch im Gegenkiefer kommen (in Abb. 28.4). Diese Vorgänge laufen sehr unterschiedlich schnell ab. Für den Patienten führen sie meist erst zu deutlichen Beschwerden, wenn eine prothetische Versorgung schwierig geworden ist.

Keine Karies und trotzdem fehlt dem Zahn etwas

Nicht jeder Defekt, nicht jeder Fleck und auch nicht jeder Schmerz am Zahn ist Karies. Es gibt eine Menge verschiedener Gründe für alle drei Erscheinungen, und es werden auch ständig mehr gefunden und Bibliotheken damit angefüllt. Daß Zahnschmerz auch psychische Ursachen haben kann, ist bekannt. Die umliegenden anatomischen Strukturen – häufig z. B. die Kieferhöhle – können ursächlich für Zahnschmerzen sein. Schon sehr lange wird diskutiert, ob sogenannte projizierte Schmerzen, die ihre Ursache an entfernten Körperregionen haben, an einzelnen Zähnen auftreten.

Dieser Abschnitt ist daher lange nicht vollständig, aber ich möchte doch im folgenden einige der häufigsten Befunde aufführen:

Der hypersensible Zahnhals

Vielleicht kennen Sie folgenden Hergang: Sie haben einen deutlich heiß/kalt-empfindlichen Zahn, auch süße und saure Reize wirken schmerzhaft, sogar manchmal beim Zähneputzen meldet er sich, und nach einer gewissen Überwindungszeit (die nicht nötig wäre – wir reden noch darüber) lassen Sie sich einen Termin bei Ihrem Zahnarzt geben. Beim Zahnarzt tut – wie meistens – nichts mehr weh, und Sie denken sich, wenn etwas ist, dann wird er es schon finden. Er untersucht Sie gründlich und sagt – gerade zu diesem Zahn – nichts. Erfreut über das positive Ergebnis der Untersuchung öffnen Sie sich noch am gleichen Abend ein kühles Bier, und beim ersten Schluck zieht es wieder an der gleichen Stelle so grausam und schmerzhaft wie am Tag zuvor. Sie kommen zu dem Schluß, ein Loch wurde übersehen und stehen vor dem gleichen Kampf, ob Sie den Zahnarzt erneut aufsuchen sollen. Eine Diagnose, die Ihr Zahnarzt auch beim zweiten Besuch nicht stellen kann, wenn er nicht auf Ihre Beschwerden hingewiesen wird, ist der hypersensible Zahnhals, ein sensibler Zahnhals an eben jenem Zahn, der Ihnen das Bier nicht gönnt. Der Zahn steht da wie seine Nachbarn, wohl gepflegt, kariesfrei, und auch ein Röntgenbild hätte diesen Befund nur bestätigt. Anders wäre die Untersuchung jedoch verlaufen, wenn Sie auf die Empfindlichkeit hingewiesen hätten. Dann hätten Sie noch verschiedene Untersuchungen erlebt, unter anderem möglicherweise auch ein vorsichtiges Pusten mit dem Luftbläser entlang der Zahnreihe, gerade bis kurz vor den Moment, an dem es unangenehm wird (ehrlich, nicht weiter!).

Es wird Sie natürlich interessieren, wie man solche sensiblen Zahnhälse verhindern kann. Um diese Frage beantworten zu können, muß vorher geklärt werden, wie sie entstehen. Eine Möglichkeit ist die, daß man sich sensible Zahnhälse »anputzt«. Durch falsche (horizontale und zu kraftvolle) Putztechnik (s. S. 195) wird das Zahnfleisch vom Zahnhals »weggescheuert«; das kann zu solchen hypersensiblen Zähnen führen. Wird die Putztechnik nicht geändert, dann werden die Zahnhälse mit der Zeit ausgewaschen, und es entstehen keilförmige Defekte, wie sie im Anschluß beschrieben werden (Abb. 29 und 62).

Eine weitere mögliche Ursache für eine verstärkte Heiß-kalt-Empfindlichkeit könnte sein, wenn zwischen dem Schmelzmantel und dem Zementüberzug des Zahnes im Zahnhalsbereich Dentin freiliegt (s. S. 37, 38 mit Abb. 20). Auch Fehlbelastungen einzelner Zähne, die zum Absprengen von Schmelzstückchen führen, können mit dem Problem des überempfindlichen Zahnes einhergehen.

Schließlich sind alle Zustände, die zum Rückgang des Zahnfleischsaumes führen, mögliche Auslöser für Hypersensibilität (s. S. 116, 128).

Die Therapie ist darauf gerichtet, die Kanälchen des freiliegenden Dentins zu verschließen. Es kann dies vom Zahnarzt durch Fluor-Lacke und auch vom Patienten selber durch Gele und Zahnpasten versucht werden. Ein Versuch, der sich auch über einige Zeit erstrecken muß, wird diese Behandlung überempfindlicher Zähne jedoch bleiben. In verzweifelten Fällen kann der Zahnhals auch mit einer dünnen Zahnhalsfüllung »übermantelt« und so geschützt werden.

Keilförmige Defekte

Der Name beschreibt die typische Form der kantigen Läsionen, die besonders häufig im Bereich der Eckzähne und Prämolaren auftreten. Sie können aber auch an allen anderen Zähnen gefunden werden. In manchen Fällen sind sie mit Überempfindlichkeiten verbunden, häufiger aber völlig schmerzfrei. Die Therapie liegt darin, die Ursache abzustellen. Sie kann einerseits, wie oben beschrieben, in einer falschen Putztechnik liegen. In diesem Falle liegt die Behandlung wieder ganz bei Ihnen (s. S. 195; Abb. 62).

Es ist jedoch auch möglich, daß im Bereich des Zahnhalses durch Überbelastung Schmelzpartien abspringen. Im Zahnhalsbereich liegt das Zentrum der Biegebeanspruchung des Zahnes. Da aber die Wurzel durch den Zahnhalteapparat, der eine begrenzte Elastizität aufweist, im Kieferknochen fixiert ist, bündeln sich hier die Kraftlinien, die Trajektorien. Wirken nun ständig exzentrische Kräfte auf den Zahn, dann führt das zu andauernden Spannungen im Zahnhalsbereich. Diesen Spannungen hält der an dieser Stelle dünne Schmelzmantel nicht stand und splittert Stück für Stück ab (Abb. 29). Treten solche Überbelastungen an einzelnen Zähnen auf, dann ist häufig die Zahnstellung die Ursache. Wird ein großer Teil der Zähne oder sogar die ganze Zahnreihe überbelastet, dann sind Gründe wie Knirschen oder Pressen wahrscheinlicher. In beiden Fällen finden sich auch mehr oder weniger deutliche Hinweise auf den Kauflächen der betroffenen Zähne.

Bei der Besprechung der Stichworte dieses Abschnitts wird deutlich, wie verschiedene Zustände der Zähne ähnliche Ursachen haben können, aber auch, wie ein und dieselbe Ursache zu ganz unterschiedlichen Zuständen führen kann. Hauptsächlich will ich betonen,

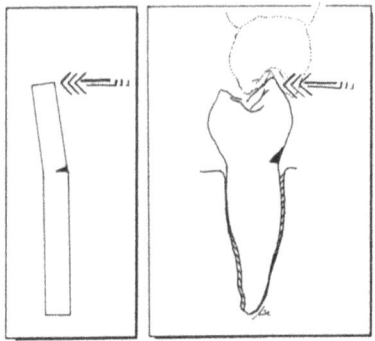

Abb. 29. Fehlbelastung. Der *Pfeil* stellt die Richtung der Kraft dar, die keilförmigen Defekte sind schematisch schwarz eingezeichnet.

daß ein Zahnarztbesuch sich nicht nur dann lohnt, wenn die Zähne »Löcher« haben, die »gestopft« werden müssen. Alles, was Ihnen in Ihrem Mund auffällt, entweder beim »Rundgang« mit der Zungenspitze (s. S. 48) oder beim Betrachten im Spiegel, ist auch für Ihren Zahnarzt interessant. Wenn es sich um nichts Krankhaftes handelt, dann hat es einen Sinn, der erklärbar ist. Falls es sich dagegen um einen im weitesten Sinn nicht »normalen« oder sogar krankhaften Prozeß handelt, erhalten Sie sich mit einem rechtzeitigen Besuch beim Arzt die Möglichkeit zur frühzeitigen Behandlung und vielleicht sogar zur völligen Ausheilung (eben der »restitutio ad integrum« und damit zum schönsten Behandlungserfolg).

Abrasionen und Schliffacetten

Im Zusammenhang mit der Form (Abb. 30) und den Kontakten der Zähne (s. S. 20) wurde schon deutlich, daß sich die Zahnreihen jeden Tag nur einige Minuten berühren. Den großen Anteil dieser kurzen Zeit machen die Momente aus, bei denen Sie schlucken.

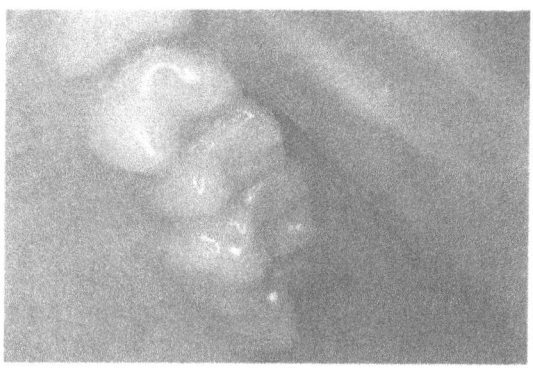

Abb. 30. Ein tiefes Höcker-Fissuren-Relief kennzeichnet die gesunde, ursprüngliche Kaufläche der Zähne im Seitenzahnbereich.

Auch dann beißen sie nicht fest aufeinander, sondern berühren sich nur leicht. Wenn dieses System nicht mehr funktioniert, wenn also die Zähne längere Zeit fest aufeinander gepreßt oder gar übereinander gerieben werden, entspricht diese Belastung nicht mehr ihrer Konstruktion. Schon nach relativ kurzer Zeit einer solchen Fehlbelastung werden die Folgen auf den Kauflächen sichtbar. Wer mit der natürlichen Form jedes einzelnen Zahnes vertraut ist, erkennt solche Schliffflächen schon frühzeitig. Mit der Zeit der Überbelastung werden die Spuren immer deutlicher sichtbar. Abbildung 31 zeigt einen generellen Verlust von Zahnhartsubstanz an allen Zähnen. Die Schmelzschicht ist an jedem Zahn an einigen Stellen schon gänzlich »weggeknirscht«. Ein solcher Zustand hat keine lokale Ursache. Hier liegt ein ungesundes Verhaltensmuster vor: das Knirschen oder Pressen. Die Ursachen hierfür sind zu großen Teilen psychisch, wie oft auch bei Verspannungen in anderen Bereichen. Bei den Kaumuskeln läßt sich das sehr deutlich beobachten. So sieht man in vielen Filmen die

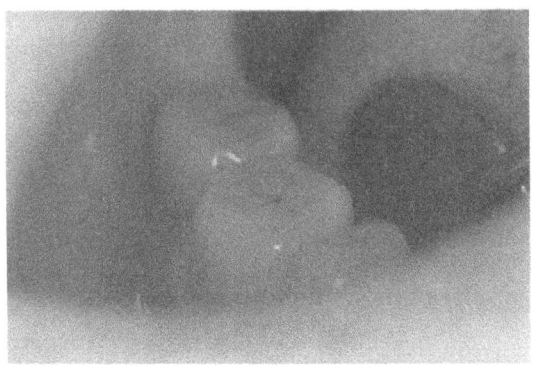

Abb. 31. Abrasionen durch Zähneknirschen und Erosion durch jahrelanges Einwirken von Magensäure auf die Zähne. Das Zahnrelief ist kaum noch zu erkennen.

»harten Männer« vor ihren »einsamen Entscheidungen« noch einmal kräftig mit der Kaumuskulatur kontrahieren, bevor sie einen letzten Zug aus der Kippe nehmen.

Nicht selten bekomme ich auch in der Praxis auf Nachfragen von Patienten gesagt, der Partner würde nachts zwar nicht durch Schnarchen, wohl aber hin und wieder durch herzzerreißendes Knirschen so gestört, daß es den ehetypischen Rippenstoß setze. In einigen Fällen deutet auch schon bei geschlossenem Mund eine sehr kräftig ausgebildete (eben ständig über die Maßen trainierte) Kaumuskulatur auf das unbewußte Geschehen hin. Beobachten Sie sich einmal selbst! Wenn Sie Knirschlaute mit den Zähnen erzeugen können, dann stehen Sie zumindest in der Gefahr, auch »Knirscher« zu sein. Ein gut in einzelnen Kontaktpunkten (s. S. 19 mit Abb. 8) aufeinandertreffendes Zahnsystem bekommt solche Laute gar nicht hin. Halten Sie bei spannenden Passagen, z. B. im Kino, die Ruheschwebe – also ca. 1–2 mm Abstand zwischen den Zahnreihen – ein? Wie ist es bei wichtigen Besprechungen oder unangenehmen Aussprachen? Wie, wenn im entnervenden Feierabendverkehr der unfähigste Fahrer gerade den Wagen vor Ihnen steuert? Lassen Sie sich am besten zusätzlich noch von einer Person, mit der Sie viel zusammen sind, beobachten. Ihr wird der sinnbildlich »verbissene Gesichtsausdruck« eher auffallen. Frühe Beschreibungen dieser Fehlfunktion finden sich auch in der Bibel: Die Wortkonkordanz des katholischen Bibelwerks in Stuttgart weist 17 Textstellen nach, in denen der Begriff »Zahn« zu finden ist. Allein neun davon beschäftigen sich mit dem Knirschen. Hier einige Beispiele:

1. Als sie das hörten, waren sie aufs äußerste über ihn empört und knirschten mit den Zähnen (Apg. 7, 54).
2. Werft den nichtsnutzigen Diener hinaus in die äußerste Finsternis, dort wird er heulen und mit den Zähnen knirschen (Matth. 25, 30).
3. Weg von mir, ihr habt alle Unrecht getan, da werdet ihr heulen und mit den Zähnen knirschen (Lukas 13, 27-28).
4. Der Herr wird ihn in Stücke hauen und ihm seinen Platz unter den Heuchlern zuweisen. Dort wird er heulen und mit den Zähnen knirschen (Matth. 24, 51).
5. Die Engel werden kommen und die Bösen von den Gerechten trennen und in den Ofen werfen, in dem das Feuer brennt, dort werden sie heulen und mit den Zähnen knirschen (Matth. 13, 50).

Erzählen Sie mir nicht, daß das größte Grauen sich in Zahnarztpraxen abspielt!

Schienen, die auf die Zahnreihen eines Kiefers gesetzt werden, können den gesunden Abstand zwischen den Zahnreihen wieder herstellen. Darüber hinaus werden Schienen, die auf verschiedene Kiefergelenkprobleme ausgerichtet sind, zur Therapie verwandt.

Ein zahnmedizinischer Grund für das Knirschen und Pressen auf den Zahnreihen wurde bereits bei den keilförmigen Defekten genannt. Fehlstellungen können dazu führen, daß beim Schluß der Zahnreihen nicht alle Zähne gleichzeitig und gleichmäßig Kontakt finden. Einzelne Höcker können Störkontakte hervorrufen. Auch hier entscheidet der spezielle Fall über die Therapie, die in einer kieferorthopädischen Behandlung, manchmal aber auch im gezielten Einschliff durch den Zahnarzt liegen kann.

Verfärbungen

Lange nicht jede Farbveränderung am Zahn ist eine Karies. Die »Einführung in die Zahnheilkunde mit Grenzinformationen« von Prof. Dr. Dr. F. Kreter und Prof. Dr. H. Pantke zählt 41 verschiedene Möglichkeiten von Verfärbungen auf. Nur fünf davon sind Erscheinungsbilder der Karies.

Einige Beispiele, die ich nicht selten in der Praxis sehe, möchte ich Ihnen vorstellen:

Kreidig weiße Flecken auf den Glattflächen der Zähne können Schmelzhypomineralisationen sein (eine eher harmlose Entwicklungsstörung). Im Gegensatz zum Vorstadium der Karies, wie es sich unter lange belassenem Zahnstein findet, ist die Oberfläche nicht stumpf, sondern glatt und spiegelnd.

Eine abgestorbene Pulpa kann den Zahn in verschiedener Art verfärben. Braun- und Grautöne sind häufig, aber auch Rot-, Blau- und Violettöne kommen vor. Zum gelblichen Durchschimmern des Dentins können Abrasionen (s. S. 68) führen. Stöße und Schläge auf einzelne Zähne können zu Einblutungen in die Dentinkanälchen führen. Der Zahn erscheint erst rötlich, später grau verfärbt, muß dabei aber nicht abgestorben sein. Eine andere Folge kurz andauernder, starker Krafteinwirkung auf Zähne kann eine Gelb- oder Braun-Verfärbung sein. Sie ist eine Folge der reaktiven verstärkten Bildung von Sekundär- und transparentem Dentin (s. S. 36). Weitaus häufiger als alle oben genannten Verfärbungen – Ihnen sicher auch bekannt – sind Auflagerungen durch Genußmittel. Am häufigsten sind sie durch Tee, Kaffee und Tabak verursacht. Die Farbpalette reicht vom dezenten Gelb bis zum satten Braun. Die wichtigsten Gründe für Farbveränderungen, die ich nicht mehr im einzelnen aufzähle, sind Entwicklungsstörungen, Allgemeinerkrankungen und Arzneimitteltherapien.

Fällt Ihnen eine Veränderung in der Farbe (natürlich auch in der Form oder Stellung) einzelner oder mehrerer Ihrer Zähne auf, so ist es sicher ratsam, zur Abklärung Ihren Zahnarzt aufzusuchen.

Der Zahnstein

Der Zahnstein ist das Produkt einer Reihe von Vorgängen und der Ausgangspunkt von Erkrankungen sowohl der Zähne als auch des Zahnfleisches. Hin und wieder höre ich in der Praxis von Patienten, die Meinung, ob Zahnstein entfernt werden müsse oder konservierend wirke, sei geteilt. Sicher gibt es auch Leute, die dem Glauben anhängen, daß sich an ihrem Auto Edelrost bilde. Wer sich mit Zahngesundheit irgendwann einmal ernsthaft befaßt hat, weiß aber, daß Zahnstein entfernt werden muß. Seine Bildung findet an allen Zähnen, besonders aber in der Nähe der großen Speicheldrüsen statt (s. S. 46). Üblicherweise ist er von gelblichweißer Farbe, und seine rauhe Oberfläche läßt sich mit der Zunge deutlich ertasten (s. S. 49). Nachdem der Zahnstein einer der wichtigsten Faktoren für Zahn- und Zahnbetterkrankungen ist, ist es für eine sinnvolle Vorsorge interessant, mehr über seine Bildung und Folgen zu erfahren:

Entstehung von Zahnstein

Weiche Beläge auf den Zähnen kennen Sie sicher. Die lange Fahrt in den Urlaub zum Beispiel mit tief im Koffer verstauter Zahnbürste und manche anderen Anlässe bringen sie mit sich. Weißliche Ablagerungen entlang dem Zahnfleischsaum sind im Spiegel deutlich zu erkennen. Eine kräftige Mundspülung lassen sie zum Teil, das gründliche Zähneputzen völlig verschwinden. Zahnmedizinisch benannt handelt es sich um »materia alba«, das sind Ablagerungen von Mikroorganismen und von körpereigenen Zellen sowie »food debris« als Nahrungsrückstände.

Werden diese Beläge einige Zeit nicht entfernt, dann beginnen die Mikroorganismen darin mit dem »Hausbau« (s. S. 56). Sie erstellen stabile Gerüste aus Kohlenhydraten, die fest an der Zahnoberfläche anhaften. Es entsteht die »Plaque«.

Der Speichel, der mit seinen mineralischen Inhaltsstoffen dem Zahn eigentlich Gutes tun will (s. S. 47), wirkt nun auf diese Bereiche ein und härtet – nachdem er den Zahn nicht erreicht – den Zahnbelag. Durch die Einlagerung seiner Mineralien entsteht der Zahnstein (Abb. 32), gegen den die Zahnbürste nun endgültig machtlos ist.

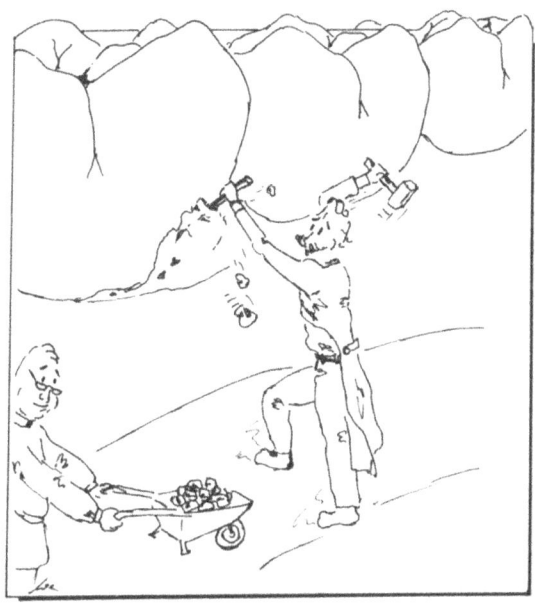

Abb. 32. Im Zahnsteinbruch.

Der Zahnstein und seine Folgen

Für den Zahn wurden diese Folgen schon eingehend bei der Besprechung der Kariesentstehung beschrieben (s. S. 56).

Für das Zahnfleisch und den Zahnhalteapparat sind sie nicht minder gravierend.

Wie ein Keil (Abb. 33 a) liegt der Zahnstein zwischen dem Zahnfleischsaum und der Oberfläche des Zahnes. Ständig wird weiterer Zahnstein angelagert. Er ist besiedelt von großen Mengen Mikroorganismen. Als Abwehrmaßnahme entzündet sich das Zahnfleisch, schwillt an und blutet schon bei leichter Berührung. Die den Zahnhalteapparat umspülende Flüssigkeit (Sulcus

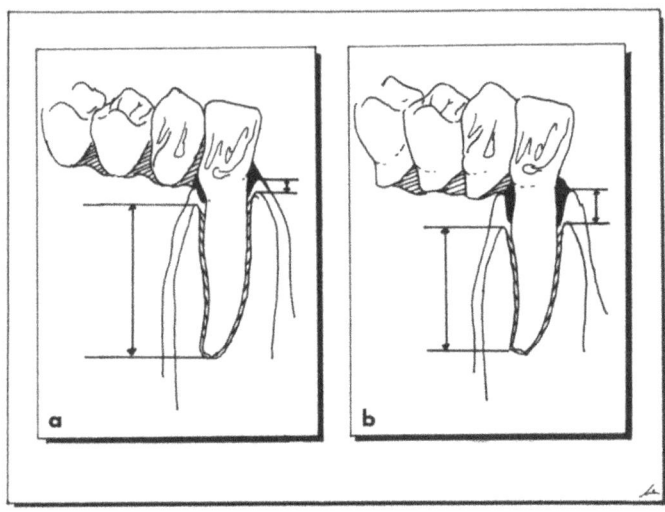

Abb. 33 a,b. Die Folgen des Zahnsteins für den Zahnhalteapparat. **a** Wie ein Keil liegt der Zahnstein zwischen Zahn und Zahnfleisch. **b** Mit der Zeit entstehen Zahnfleischtaschen und der Knochen baut sich ab.

fluid) wird vermehrt gebildet, um die Erreger, die den Zahnstein bevölkern, zu bekämpfen und auszuspülen. Zellen und Mineralien aus dieser Flüssigkeit führen zu weiteren Ablagerungen auf der Wurzeloberfläche, den Konkrementen. An der Stelle, wo die Oberflächen der Wurzel mit gehärteten Belägen bedeckt sind, werden die Fasern des Zahnhalteapparates verdrängt und gehen verloren. Der an diesen Stellen funktionslos gewordene Knochen wird ebenfalls abgebaut. Es kommt zu Taschenbildungen (Abb. 33 b). Diese Taschen sind ein Symptom des Krankheitsbildes Parodontitis (Abb. 45) und müssen behandelt werden (s. S. 116).

Die zahnärztliche Behandlung

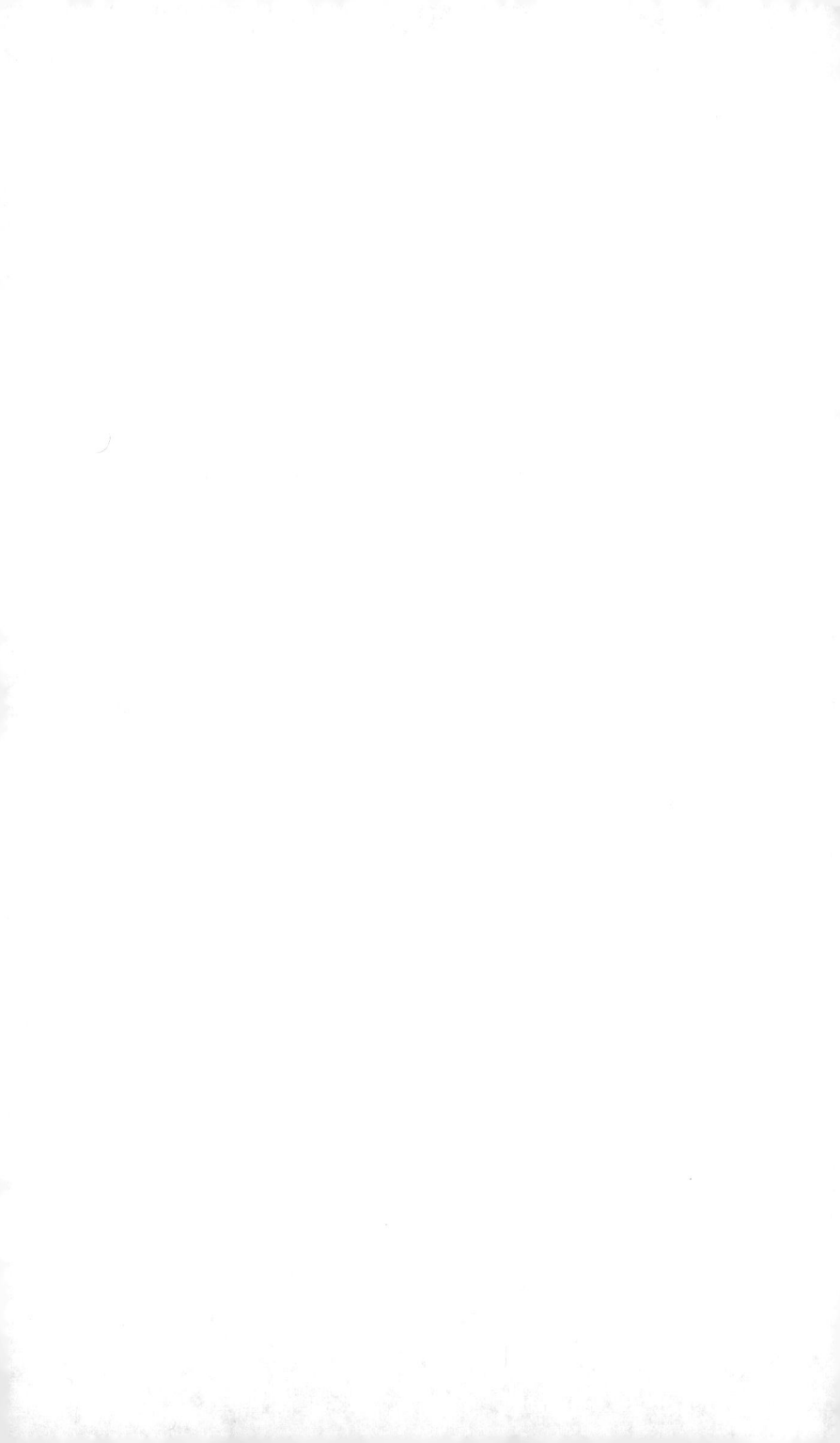

4 Die Zahnerhaltung steht an erster Stelle

Eine Regel der Gesprächsführung besagt, man solle einen Gesprächspartner da abholen, wo er steht, und nur deshalb seien einige gängige Vorbehalte gegen Zahnärzte gleich am Anfang erwähnt. Die Sage vom »Mundklempner«, dessen erstes Ziel der »Einbau« möglichst vieler abrechnungsfähiger Ersatzteile ist (Innungswahlspruch: Schaff erst die Lücke, dann die Brücke, die Prothesen und die Kronen – ganz egal, es muß sich lohnen!), wird Zahnärzten zweifellos noch immer von einem Teil der Bevölkerung angedichtet. Das kann mir natürlich nicht gefallen. Auch der eigene Berufsstand macht sich Gedanken. Die Beschwörung von »schwarzen Schafen« in den eigenen Reihen, die ja mit schuld an solchen Vorurteilen seien, gefallen mir persönlich auch nicht besonders. Nicht weil ja (noch so ein flacher Spruch) eine Krähe der anderen kein Auge aushackt. Das Thema ist nur eben mit den klassischen schwarzen Schafen zu schnell zu Ende. Kritik am eigenen Berufsstand muß doch immer in erster Linie Selbstkritik sein. Diese aber ist nicht nur in unserem Beruf eine Voraussetzung für Erfolg und damit für das Zufriedensein mit der eigenen Tätigkeit. Das kennen Sie genauso wie Ihr Zahnarzt und wie jeder, der irgendeine Aufgabe und Verantwortung übernommen hat.

Vertrauen ist einfach eine unverzichtbare Grundlage für jede Art von Heilbehandlung, und zwar sowohl das Vertrauen des Patienten zu seinem Arzt, als auch das des Arztes in die Mitarbeit des Patienten. Das gilt um so mehr in dem Maße, in dem Vorsorge und Engagement von Seiten des Patienten notwendig sind.

Ich hoffe sehr, daß dieser Abschnitt des Buches deutlich werden läßt, daß letztlich jede Disziplin in der modernen Zahnmedizin der Zahnerhaltung dient. Wir haben nichts besseres als die natürlichen Zähne. Eine wohlverstandene Zahnheilkunde bemüht sich daher bis an die Grenzen des Möglichen (die es allerdings auch gibt), um deren Erhalt und um ein ständiges Erweitern dieser Grenzen.

Daher möchte ich auch als erstes eine Auswahl der Behandlungsmethoden vorstellen, die zu einem Teilgebiet der Zahnheilkunde gehören, die dieses Bemühen im Namen führt.

Die Füllung

Ist die Karies noch im Bereich von Schmelz und Dentin, und deutet die Symptomatik des Zahnes darauf hin, daß die Pulpa des Zahnes noch nicht betroffen ist, dann wird der Zahn »gefüllt«. Der Sinn einer Füllung ist nicht in erster Linie nur, ein Loch zu stopfen. Das sicher auch, weil Sie die durch den kariösen Prozeß entstandenen Krater mit den Borsten der Zahnbürste nicht erreichen können.

In erster Linie aber wird ein krankhaftes, durch Bakterien entstandenes Geschehen gestoppt. Das ermöglicht den Erhalt des Weichgewebes im Zahn, letztlich des Zahnes im Mund. Die gesamte befallene Zahnsubstanz muß entfernt werden, weil hier die Bakterien das

»Kellergeschoß« (s. S. 54) ihres Hauses errichtet haben. Mit der Entfernung der Bakterien wird der ständige Reiz, den ihre Säurebildung auf die Pulpa ausübt, beendet. So ist die Gefahr einer Entzündung und ihrer Folgezustände gebannt. Durch die Füllung selber, also den Aufbau des Zahnes, erhält die Krone wieder eine möglichst physiologische Form. Die Form der Krone ist entscheidend für die Funktion des Zahnes und eine der Anatomie entsprechende Belastung der Wurzel und des Zahnhalteapparates. Die Gründe für eine Zahnfüllung können in folgenden Punkten zusammengefaßt werden:

- stoppt den krankhaften Säurereiz auf Schmelz, Dentin und Pulpa (s. S. 55),
- ermöglicht die gründliche Reinigung des Zahnes (s. S. 195),
- ermöglicht die Funktion des Zahnes beim Kauen, Schlucken, Sprechen (s. S. 20), erhält die Bißhöhe und verhindert so Schäden im Kiefergelenk, den Muskeln (s. S. 24)
- und sämtlichen Strukturen, die unmittelbar oder mittelbar mit den Zahnreihen in Verbindung stehen,
- ermöglicht wieder eine gesunde Belastung der Wurzeln und des Zahnhalteapparates und verhindert so den Knochenabbau (s. S. 22, 37).

In diesem Zusammenhang sei ein beachtenswerter Beitrag zum Thema zitiert, den eine Heilpraktikerin aus Schondorf/Ammersee sich in der Zeitschrift »Der Naturarzt« im Januar 1988 leistete: In der Rubrik »Leser helfen Lesern« schreibt sie:

»Leider glauben viele Zahnärzte, daß Zahnfüllungen sein müssen... Es ist ein langer Umweg, bis man auf das einfachste und natürlichste kommt: gar keine Zahnfüllungen!... Mit meinen fremdkörperfreien, zerklüfteten Zähnen kann ich jetzt viel besser kauen als vorher mit den plombierten. Obwohl ich ziemlich viele Lücken habe, esse ich hartes, altes Vollkornbrot, das all meine Besucher ablehnen, weil es ihnen zu hart ist... Das Flicken der Zähne war ursprünglich nur eine kosmetische Angelegenheit für eitle, reiche Leute. Daß es sich so verbreitet hat, daß man meint, dies sei für die Gesundheit gut, ist aus einer Naturferne entstanden, die nicht mehr wußte, was natürlich ist... Sollten Kinder trotzdem Ansätze zu Zahnschäden zeigen, so kann man die passenden homöopathischen Mittel anwenden, die den Gleichgewichtsstörungen im Körperhaushalt entgegenwirken. Sehr viel mehr Menschen könnten sich so wohlfühlen, wenn sie der Mode, sich Fremdkörper in die Zähne machen zu lassen, entsagten. Es muß einmal gesagt werden, daß Zahnfüllungen nur der Eitelkeit dienen, nicht aber der Gesundheit! Insbesondere sind auch die vielgepriesenen Goldfüllungen nur für die Eitelkeit gut, für die Gesundheit aber schädlich. Wer den homöopathischen Grundsatz kennt und begriffen hat, daß ähnliche Krankheiten, wie ein Mittel sie auslösen kann, durch die homöopathisch verarbeitete Minimaldosis dieses Mittels geheilt werden können, der wird aus den homöopathischen Arzneimittelbildern eines Stoffes auch auf seine Schädlichkeit schließen und darauf, welche Krankheiten er auslösen kann, wenn er Gelegenheit hat, auf den Körper einzuwirken. Da gehört zum Goldbild nicht nur Arthrose und allgemeine Lebensschwäche, sondern auch Selbstmord oder das Aufsichziehen von gewaltsamem Tod. Wer diese Goldeigenschaften bedenkt, muß doch davon abraten.«

Da verschreibt also jemand Kindern, die Zahnschäden zeigen, homöopathische Mittel statt einer Sanierung. In Zusammenhang mit Goldinlays stehen Lebensschwäche und das Aufsichziehen von gewaltsamem Tod. Im Zusammenhang mit solchen Tips stehen meiner Meinung nach ganz andere Schwächen. Wirklich, solche

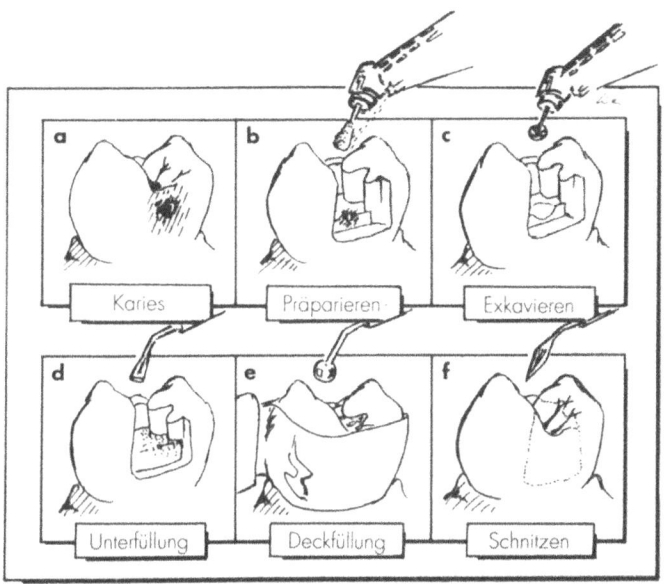

Abb. 34 a–f. Die wichtigsten Arbeitsschritte beim Legen einer Füllung.

»Heilkundigen« sind gefährlich, und bei derartigen Ratschlägen, noch gestützt durch die Berufsbezeichnung Heilpraktiker, stellt sich natürlich die Frage: Wie soll man reagieren? Mein Tip: Verständnis zeigen und vergessen, – es lohnt nicht.

Für den Fall, daß Ihr Zahnarzt an Ihnen noch immer den Frevel begeht, Füllungen zu legen, sei nachfolgend im einzelnen erklärt, wie und womit er das macht (Abb. 34 a–f).

Wie und womit wird eine Füllung gelegt?

Falls der Verdacht besteht, das Zahnmark könnte abgestorben sein, wird eine Vitalitätsprobe vorgenommen. Der Zahn wird mit Kälte (auch Wärme oder Strom sind möglich) gereizt. Wenn die Pulpa noch nicht abgestorben ist, werden Sie diesen Reiz spüren. Gegebenenfalls wird der Zahn betäubt (mehr dazu auf S. 87). Der Zahnarzt legt dann die durch Karies zerstörten Stellen soweit frei, daß sie gut einsichtig und zugänglich sind (Abb. 34 b). Hierzu benutzt er die Turbine oder ein hochtouriges Winkelstück – also einen Motor mit sehr hoher Übersetzung und dadurch hohen Drehzahlen (Abb. 35). Als »Bohrer« wird ein sogenannter Diamant verwendet. Es handelt sich dabei um einen Stahlkern, in dem am Arbeitsende Diamantsplitter in eine Trägermasse eingelassen sind. Diese »schmirgeln« sozusagen den Schmelz. Hohe Drehzahlen bringen Reibungswärme mit sich. Da sich ja im Dentin schon Zellausläufer befinden und die Pulpa vollgepackt ist mit lebenden Zellen, muß die Reibungswärme so gering wie möglich gehalten werden. Alle Instrumente im mittleren und hohen Dreh-

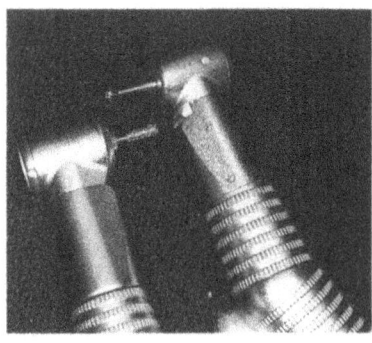

Abb. 35. Rosenbohrer und Diamant im Winkelstück.

zahlenbereich arbeiten mit Wasserspraykühlung. Diese Kühlung soll einer Überhitzung des Weichgewebes im Zahn vorbeugen. Eine Temperatur ab 43 °C am Zahn führt zur Schädigung der Pulpa, die aber reversibel ist. Ab 49 °C ist die Pulpa unwiederbringlich geschädigt. Es geht also um eine Temperaturerhöhung von nur etwa 10 °C. Daher gerät jede Füllung in einzelnen Arbeitsphasen zu einem feucht-fröhlichen (?) Erlebnis.

Wenn die Karies ausreichend freigelegt und die Umrißform der Füllung nach Gesichtspunkten von Stabilität sowohl des Füllmaterials wie auch der verbliebenen Zahnhartsubstanz präpariert ist, folgt die Entfernung der Karies (das Excavieren) (Abb. 34 c).

Eine Dentinwunde – und jedes Loch, das in das Dentin reicht, darf so bezeichnet werden – ist zum großen Teil eine Weichgewebswunde (s. S. 34). Um eine Infektion zu vermeiden, müssen nun die Keime aus Wasser und Speichel vom eröffneten Zahn ferngehalten werden. Daher wird der Bereich mit Watterollen oder Kofferdam (ein Gummikragen um den Zahn) trockengelegt. Die kariesbefallenen Dentinschichten werden nun mit einem Rosenbohrer entfernt (Abb. 34 c und Abb. 35). Dieser Bohrer hat wenige Schneidblätter, er arbeitet also nicht schmirgelnd (wie der Diamant), sondern schneidet Späne aus dem befallenen Bereich. Dabei tritt geringere Reibung, also auch geringere Wärme auf, insbesondere auch deshalb, weil mit geringster Drehzahl gearbeitet wird. Das ergibt das etwas entnervende rumpelnde Geräusch, das Sie sicher kennen. Die Späne werden durch einen Luftbläser entfernt. Ob alles kariöse Dentin entfernt ist, kann der Zahnarzt an den Spänen erkennen oder mit der Sonde prüfen. Er kratzt über die entstandene Oberfläche. Der Klang der Sonde ist klirrend, wenn das verbliebene Dentin hart und trocken ist. Nun kann das Loch (die Kavität) ausgewaschen und so für eine Füllung endgültig vorbereitet werden.

Zum Schutz des Dentins wird nun als erstes eine Unterfüllung gelegt (Abb. 34 d). Sie dient auch der Begradigung der Oberfläche und so der Stabilität. Damit der Zahn auch in den seitlichen Bereichen in seiner ursprünglichen Form wiederhergestellt werden kann und die Füllung übergangslos im Randbereich anliegt, wird ihm nun ein Korsett angelegt. Dieses Korsett, die Matritze, ist ein dünnes Metallband, das von einem Matritzenhalter gespannt wird. Es kann notwendig werden, die Matritze im Zahnhalsbereich durch Holzkeilchen an den Zahn zu drücken. Nun wird die eigentliche Füllung (»die Deckfüllung«) gelegt (Ab. 34 c). Bei einer Amalgamfüllung (ja, wir verwenden sie, und dazu später mehr) wird das angerührte Amalgam portionsweise in den Defekt eingebracht und mit einem feinen Instrument fest an die Wände gedrückt. Wenn es etwas abgebunden hat und dadurch stabiler geworden ist, kann die Matritze entfernt werden. Jetzt wird die Füllung geschnitzt (Abb. 34 f). Das heißt, die Kaufläche des Zahnes mit seinen Höckern und Rillen (den Fissuren) wird rekonstruiert, tastbare Übergänge an den Rändern entfernt. Zum Schluß werden sämtliche Ränder, die Kontakte zu den Nachbarzähnen und die zu den Zähnen des Gegenkiefers überprüft. Letzteres geschieht mit Hilfe einer Farbfolie, auf die Sie beißen. Sofern der Zahn nicht betäubt wurde, kann jetzt auch der Patient Hinweise auf einzelne zu hohe Punkte der Füllung geben. Ein bis zwei Stunden nach dem Legen darf die Füllung noch nicht belastet werden, das heißt, es sollte so lange nichts gegessen werden. Bei einem zweiten Termin kann dann die komplett ausgehärtete Füllung poliert werden.

»Und dann schläft dein Zahn...«

...ist das gängige Bild, mit dem Kindern beschrieben wird, was eine Lokalanästhesie ist.

Treffender – allerdings nur den Computer-Freaks verständlich – wäre: »Dein Zahn wird jetzt vorübergehend vom Datennetz entkoppelt. Das Kabel (der sensible Nerv) leitet einige Zeit nicht mehr zum Zentralrechner.« Um das zu erreichen, muß man den Nerv nicht abklemmen. Man muß ihn nicht einmal berühren. Das Lokalanästhetikum bewirkt eine Abdichtung der Nervenmembran. Deren Durchlässigkeit für Ionen ist notwendig für die Reizleitung. Wenn sie an einer Stelle dicht ist, werden Informationen nur bis zu dieser Stelle befördert. Der Zahn funkt ununterbrochen an die Zentrale (die Großhirnrinde), die Informationen kommen aber nicht an. Sie werden Ihnen nicht bewußt.

Die erste Lokalanästhesie wurde 1884 durch den Augenarzt C. Koller für eine Augenoperation beschrieben. Im gleichen Jahr wurde sie auch von Zahnärzten in Amerika und Deutschland angewandt. Zu dieser Zeit wurde noch 2%ige Cocainlösung verwandt. Bevor man davon abkam, schlug der Leipziger Chirurg H. Braun 1903 einen Adrenalinzusatz vor. Dieser oder ein gleich wirkender Zusatz hat sich bis heute bewährt. Er führt dazu, daß sich die Blutgefäße im betroffenen Gebiet verengen. Der Wirkstoff kann nicht so schnell abtransportiert werden. Er wirkt länger, es muß nicht soviel gespritzt werden.

Cocain wurde sehr bald durch Procain ersetzt, das bis in die fünfziger Jahre unseres Jahrhunderts fast ausschließlich benutzt wurde. Ende der siebziger Jahre wurde es weitgehend durch das verträglichere Articain verdrängt. Articain ist heute das Lokalanästhetikum, das bevorzugt angewendet wird.

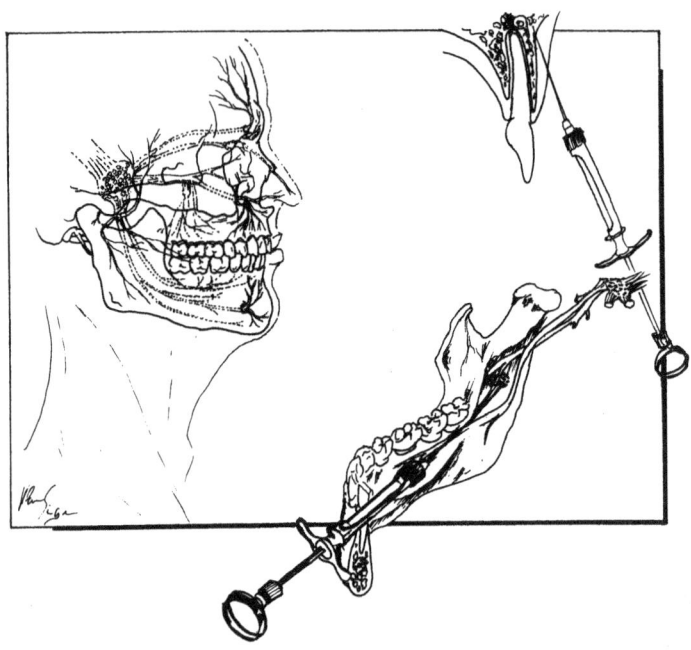

Abb. 36. Lokalanästhesie – spürbare Erleichterung.

Die Nervenbahnen, die Ober- und Unterkieferzähne versorgen, entstammen dem gleichen Hirnnerv, dem Nervus trigeminus (Abb. 36). Er ist auch verantwortlich für die Sensibilität der gesamten Gesichtshaut. Die Endverzweigungen, die zu den Zähnen des Oberkiefers führen, liegen unter einer sehr dünnen Knochenschicht. Das macht es möglich, das Lokalanästhetikum direkt vor den Zahn zu setzen, der behandelt werden soll. Es diffundiert dann durch die kurze Strecke im Knochen zur Wurzelspitze und unterbricht hier die Nervenleitung. Man spricht von einer Infiltrationsanästhesie. Im Unterkiefer ist die äußere Knochenwand (Compacta) sehr viel stärker. Daher muß der zu versorgende Nerv da anästhesiert werden, wo er nicht vom Knochen umgeben ist.

Die Lokalanästhesie wird hinter dem letzten Zahn am aufsteigenden Unterkieferast an der Stelle vorgenommen, wo der Nerv in den Knochen eintritt (Abb. 36). Weil an dieser Stelle alle Zähne des halben Unterkiefers die gleiche Datenleitung zur Großhirnrinde benutzen, sind sie alle abgekoppelt. Der halbe Unterkiefer und die halbe Unterlippe sind taub. So erklärt sich der Name Leitungsanästhesie im Unterkiefer. Für Frontzähne im Unterkiefer reicht eine Infiltrationsanästhesie aus. Häufig wird durch die Nähe des zuständigen Nervus lingualis auch die halbe Zunge taub.

Abschließend noch kurz zur Frage, ob eine Lokalanästhesie nötig ist oder nicht. Ich wurde schon gebeten, Zähne ohne Spritze zu ziehen, und es war möglich. Genauso war es aber auch schon unmöglich, eine einigermaßen vernünftige oberflächliche Füllung ohne lokale Betäubung zu legen.

Ob die Spritze nötig ist, bestimmen Sie; einerseits durch den Wunsch, den Sie äußern, der – wenn es irgend geht – berücksichtigt wird, andererseits durch Ihr Verhalten. Ausweichbewegungen, die durch Schmerzen verursacht sind, hat man nicht immer unter Kontrolle. Wenn Weichteile, die Zunge, die Nerven und Gefäßbahnen eines Patienten durch seine Bewegungen beim Präparieren des Zahnes in Gefahr kommen, dann muß mit Lokalanästhesie behandelt werden.

Zauberwort Laser

Die Berichterstattung über neueste Entwicklungen in der Forschung ist eindeutig schneller als die Forschung selber. Ein typisches Beispiel für diesen Zustand ist die Laseranwendung in der Zahnmedizin. Bemerkenswert ist, daß dabei in den meisten Veröffentlichungen ausschließlich über den »Laserbohrer« geschrieben wird. Die Laserforschung umfaßt aber weit mehr als nur die Kariesentfernung. Es werden derzeit Versuchsreihen über Lasereinsatz als Vorbereitung für die Fissurenversiegelung (s. S. 217), zum Aushärten von Kunststoffen, zur Plaqueentfernung, zur Wurzelkanalbearbeitung und zur Zahnfleischbehandlung durchgeführt. Auf zwei internationalen Tagungen (1988 in Tokyo und 1990 in Paris) wurden von Fachleuten die Erfahrungen mit der Laseranwendung in der Zahnmedizin berichtet und diskutiert.

Was ist LASER überhaupt? Das Wort ist die Abkürzung von »Light Amplification by Stimulated Emission of Radiation«. Es handelt sich um monochromatische (d. h. gleiche Wellenlänge aller Strahlen), sehr intensive, stark gebündelte Lichtstrahlen. Viele Haushalte sind bereits im Besitz eines Laser-Strahlers, denn die CD-Abspielgeräte arbeiten mit Laser.

Der »Laser-Bohrer« entsendet diskontinuierliche Strahlung, d. h. es werden Lichtstöße abgegeben. Man spricht von Impulsen oder »Einschlägen« auf den Zahn.

Die Forschung für die Zahnbehandlung mit Laser begann 1960 mit einem Rubin-Laser. 1967 wurden mit dem Laser Versuche zur Fissurenversiegelung durchgeführt. Diese waren durch reine Verschmelzung der Schmelzkristalle möglich, allerdings um den traurigen Preis, daß die Zahnpulpa abstarb. Das machte diese Laser-Methode natürlich unbrauchbar. Ein anderes System war der CO_2-Laser, dessen frühere Anwendung zu Temperaturen bis 1 500 °C führen konnte (wie auf S. 85 beschrieben führen Temperaturen über 49 °C zur irreparablen Pulpa-Schädigung). 1988 wurde erstmals der Erbium-YAG-Laser vorgestellt, der sich als geeignet zur Bearbeitung von Knochen erwies und auch bei Operationen am Zahnfleisch geeignet zu sein scheint.

Das »Bohren« am Zahn ist derzeit noch in der Erprobung. Die Deutsche Gesellschaft für Zahn-, Mund- und Kieferheilkunde rechnete in einer im Herbst 1990 gegebenen Erklärung mit gesicherten Erkenntnissen nicht vor fünf Jahren.

In einem Vortrag im November 1991 erläuterte Prof. Dr. Heidemann, Frankfurt a. M., die Möglichkeiten und Nachteile der Laserbehandlung an Zahnhartgeweben:

- Die Entfernung von Karies ist heute bereits möglich.
- Auch das »Laser-Etching« für die Fissurenversiegelung und erweiterte Fissurenversiegelung sowie kleinere Füllungspräparationen werden in akzeptabler Zeit durchgeführt.

Als Nachteile nannte er:
- Zähne, die mit dem Laser bearbeitet wurden, müssen vor der Füllung (Kunststoff-Füllungen vielleicht ausgenommen) nach konventioneller Methode nachgearbeitet werden. Das übliche zahnärztliche Winkelstück bleibt ihnen also nicht erspart.
- Amalgam-Füllungen können mit dem Laser nicht entfernt werden.
- Die Präparation von Kronen und Inlays ist mit dem Laser noch nicht möglich.
- Für 25 % der behandelten Patienten war die Behandlung nicht gänzlich schmerzfrei.
- Eine gewöhnliche dreiflächige Präparation erfordert einen Zeitaufwand von etwa 1,5 Stunden.

Zusammenfassend sieht Prof. Dr. Heidemann den »Laser-Bohrer« am Anfang seiner Entwicklung. Wurzelkanalaufbereitungen und die Behandlung überempfindlicher Zahnhälse könnten mit dem Laser jedoch schon relativ bald möglich sein.

Der »Soft-Laser« wird von seinen Verfechtern zur Behandlung u. a. von Wandheilungsstörungen, Mundschleimhautinfektionen und Kiefergelenkbeschwerden benutzt. Sicher wäre die Begeisterung und Aufmerksamkeit besonders in der von Fachkompetenz unbelasteten Presse erheblich gesteigert, wenn man ihm dem Zeitgeist entsprechenden Namen gegeben hätte. Mein Vorschlag: Laser light.

Es kommen bei den derzeitigen Untersuchungen verschiedene Geräte mit grundlegend unterschiedlichen Lasern zum Einsatz. Das soll bedeuten, »den« Laser für die Zahnmedizin gibt es derzeit noch gar nicht. Wahr ist, daß kariös zerstörtes Dentin durch Laseranwendung entfernt (»verdampft«) werden kann. Unwahr dagegen ist, daß die Laseranwendung schon praxisreif ist. Viele Einzelheiten bezüglich der verwendeten Technik sind derzeit noch zu klären.

Verschiedene Füllungsarten

Schlecht beleumundet: das Amalgam

Amalgam ist, war und bleibt voraussichtlich umstritten.

Bereits in der Tang Dynastie (618–906 n. Chr.) wurde es in China verwandt. In der europäischen Literatur wird es erstmals 1528 als eine Kupfer-Quecksilber-Legierung zur Zahnfüllung erwähnt. Seit dem 19. Jahrhundert gibt es hin und wieder einen erbitterten Streit zwischen Amalgambefürwortern und -gegnern. Etwas kernig spricht man von den »drei Amalgam-Kriegen«

für die Höhepunkte der Auseinandersetzungen, die schon in der ersten Hälfte des vorigen Jahrhunderts heftige Formen annahmen. Natürlich wird das der Sache nicht gerecht. Kriege führen Fanatiker. Wissenschaftliche Fragen sollten erforscht und diskutiert werden.

Bis heute wurde eine große Menge von Veröffentlichungen zum Thema Amalgam verfaßt. Die Bandbreite reicht vom redlichen und engagierten Bemühen um Klärung bis zu unseriösen, zum Teil widerlichen »Schnellschuß-Veröffentlichungen«. Die ernsthafte Auseinandersetzung mit diesem Thema erfordert natürlich ein gewisses Maß an Kompetenz. In diesem Punkt teilen sich allerdings die Erklärungen und ihre Autoren deutlich in zwei Lager. Es liegt in der Natur der Sache, daß sich ernstzunehmende Publikationen nicht ganz so unkompliziert lesen lassen wie seichtere und oberflächlichere. Wirklich bedauerlich ist, daß am Rande der seriösen Diskussion reißerische Veröffentlichungen das Spiel mit der Angst zur Auflagensteigerung billiger und daher sehr verbreiteter Blätter nutzen.

Die Wirkung solcher Meinungsbildung bleibt nicht aus. Die Verwirrung findet ihren traurigen Niederschlag bis in höchste Gremien.

1990 wollen zum Beispiel die Grünen in einer kleinen Anfrage wissen: »*Ist der Bundesregierung bekannt, daß Amalgamfüllungen in Schweden nicht länger verwendet werden?*« Es konnte der Bundesregierung nicht bekannt sein. Amalgamfüllungen werden natürlich auch in Schweden bis heute verwendet.

Mein Hauptanliegen in diesem Kapitel ist folgendes: Wenn Sie sich mit dem Thema Amalgam beschäftigen – was sinnvoll und Ihr gutes Recht ist –, dann fragen Sie nach den Quellen der Informationen, die an Sie herangetragen werden. Wer behauptet etwas? Aufgrund welcher Erkenntnisse oder Untersuchungen wird eine

Aussage gemacht? Aufgrund welcher Interessen? Aufgrund welcher fachlichen Kompetenz? Handelt es sich um eine Meinung, um eine sachliche Aussage oder um ein Unterhaltungsstück? Daß Ihnen diese Fragen eindeutig beantwortet werden, ist ein Kriterium für die Seriosität und Redlichkeit der jeweiligen Verfasser.

So, wie die Dinge derzeit stehen, ist die Amalgamdiskussion (wie es vermeintliche oder reale Bedrohungen natürlich sind) sicher auch ein psychologisches Problem. In erster Linie geht es aber bei der Bewertung des Amalgams als Füllungswerkstoff um eine wissenschaftliche, medizinisch-werkstoffkundliche Fragestellung. Es ist daher notwendig, einige grundlegende materialkundliche Fakten zu kennen.

Amalgame sind Legierungen, die Quecksilber enthalten. Es ist daher schon ungenau, von »dem Amalgam« zu sprechen. Legierungen können immer verschiedene Bestandteile in unterschiedlicher prozentualer Zusammensetzung enthalten.

Es finden sich in den Amalgamen sogenannte Phasen. Das sind Gitterstrukturen von Legierungsbestandteilen. Eine entscheidende Phase ist die von Quecksilber und Zinn ($Hg Sn_7$). Sie wird mit gamma-2 bezeichnet. Wegen des hohen Zinnanteils ist sie weich und korrodiert schnell. Es bilden sich dabei Zinnsalze und Quecksilber. Das Quecksilber kann sich nun mit dem Silber der Legierung verbinden (dann entsteht die Gamma-1-Phase Ag_2Hg_3). Es kann jedoch auch frei werden.

Aus diesem Grund wurden gamma-2-freie Amalgame hergestellt, bei denen das Quecksilber in der Gamma-1-Phase mit dem Silber vorliegt. Zinn ist in der Eta-1-Phase mit Kupfer gebunden. Es gibt also keine leicht korrodierende Gamma-2-Phase mehr.

Leider wird dieser entscheidende Unterschied häufig übersehen.

Anfang 1992 wurde durch das Bundesgesundheitsamt die Zulassung von gamma-2-haltigen Amalgamen widerrufen. Diese Amalgame hatten ohnehin nur noch einen Anteil von 5 % am Gesamtverbrauch. Mir selbst ist kein Zahnarzt bekannt, der solches Amalgam noch verwendet hätte.

Im Zusammenhang mit dem Zulassungswiderruf für gamma-2-haltige Amalgame gibt das Bundesgesundheitsamt eine Bewertung der Amalgame nach dem derzeitigen wissenschaftlichen Stand heraus. Sie basiert unter anderem auf der Stellungnahme der Weltgesundheitsorganisation (WHO) von 1991, den Stellungnahmen des schwedischen Gesundheitsministeriums von 1987 bis 1991 und der Beratungskommission Toxikologie der Deutschen Gesellschaft für Pharmakologie und Toxikologie von 1990.

Die Bewertung des Bundesgesundheitsamtes können Sie kostenlos dort anfordern. Sie gibt einen verständlichen Überblick zum derzeitigen Stand der Dinge.

Die Ausführungen zur Frage, welche Beschwerden oder Krankheitserscheinungen als Folge der Quecksilberbelastungen aus Amalgamen bekannt sind, möchte ich hier auszugsweise zitieren. Sie scheint mir die entscheidende Frage überhaupt:

> »In den letzten Jahren werden klinische Symptome wie Kopfschmerzen, Nervosität oder Erkrankungen wie Krebs, Rheuma und multiple Sklerose in ursächlichen Zusammenhang mit Amalgamfüllungen gebracht. Hierüber wurden zahlreiche Fallberichte veröffentlicht. Sie erlauben allerdings – auch nach Ansicht der WHO (1991) – keinen Rückschluß auf Amalgamfüllungen als Ursache der genannten Symptome oder Erkrankungen.
> Neuere Ergebnisse einer epidemiologischen Studie an 1024 Frauen aus Göteborg/Schweden zeigen keine Korrelationen

zwischen der Anzahl der mit Amalgam gefüllten Zahnflächen und den von diesen Frauen geschilderten Krankheitssymptomen.
Nach derzeitigem wissenschaftlichem Erkenntnisstand gibt es keinen begründeten Verdacht für ein gesundheitliches Risiko durch Amalgamfüllungen. Allerdings sind individuelle Empfindlichkeitsreaktionen auch bei niedriger Belastung mit Quecksilber aus Amalgamfüllungen möglich.«

Das Bundesgesundheitsamt stellt weiterhin fest:

»Zahnfarbene Füllungskunststoffe (Composites) können aufgrund ihrer im Vergleich zum Amalgam, Gold und zu anderen metallischen Werkstoffen ungünstigen physikalischen Eigenschaften nach derzeitigem Erkenntnisstand keine okklusionstragenden Zahnflächen (Flächen, welche die Kaulast tragen) ersetzen.«
«Hinsichtlich der physikalisch-chemischen sowie biologischen Eigenschaften erweisen sich Gold und andere metallische Werkstoffe als die geeignetsten Materialien zum Ersatz von Zahnhartsubstanz.«
«Amalgam ist nach Ansicht des Bundesgesundheitsamtes im Backenzahnbereich (kautragende Flächen) ein Mittel der zahnärztlichen konservierenden Behandlung; für den Frontzahnbereich oder aber auf Zahnflächen, die nicht überwiegend Kaulast zu tragen haben, wird die Verwendung anderer zahnärztlicher Werkstoffe empfohlen. Welche der in Frage kommenden Möglichkeiten gewählt wird, hängt von der individuellen klinischen Situation ab und ist im Gespräch zwischen Zahnarzt und Patient zu klären.«

Soviel zum »amtlich« festgestellten Stand der Dinge.

Ich möchte nun die Gelegenheit nutzen, Ihnen Informationen in etwas längeren Zitaten aus der Wissenschaft und Praxis weiterzugeben. Sicher stellen sie einen gewissen Kontrapunkt zu den gängigen Veröffentlichungen in den Illustrierten dar. Das ist aber gerade notwendig, damit Sie auch diese Standpunkte und nicht nur journalistisch aufbereitete Kost geboten bekommen. Es handelt sich um zwei Zahnärzte, die in eigener Praxis tätig sind sowie um einen schweizer und einen amerikanischen Hochschulprofessor. Beide Professoren sind sowohl Zahnmediziner als auch Werkstoffkundler.

> Zunächst Zahnarzt Dr. W. Kollmann, er schreibt 1991:
> »Wieviel Quecksilber gelangt nun aber aus einer Amalgamfüllung in die Blutbahn?
> Bei der Erforschung dieses Problems stellte man fest, daß alte Amalgamfüllungen wesentlich weniger Quecksilber in den Speichel abgeben als frisch gelegte Füllungen. Untersuchungen ergaben, daß allein über Nahrungsmittel und Trinkwasser jeder Mensch in unserer Zivilisation etwa 22 Millionstel Gramm Quecksilber täglich zu sich nimmt. Nur circa ein Hundertstel dieser Menge stammt dabei aus alten Amalgamfüllungen. Wären also keine Amalgamfüllungen in den Zähnen, dann würden allein durch die tägliche Nahrungsaufnahme immer noch 21,78 Millionstel Gramm Quecksilber in den Körper gelangen.«
> »Die Amalgamunverträglichkeit: Ein ganz anderer Vorgang als eine chronische Quecksilbervergiftung liegt den extrem seltenen Fällen einer Amalgamunverträglichkeit zugrunde. Hierbei handelt es sich um eine Allergie gegen das Amalgam oder eines seiner Bestandteile. Dabei braucht das Quecksilber gar nicht der Schuldige zu sein. Auslösende Ursache können genausogut die anderen Metallkomponenten des Amalgams sein. Sicherlich wäre es sinnvoll, auch auf das weniger als ein Millionstel Gramm Quecksilber täglich aus den Amalgamfüllungen zu verzichten. Die von einigen propagierten Kunststoffe sind dazu allerdings völlig ungeeignet... Eine Alternative stellen Goldfüllungen dar, da sie im Mundmilieu fast unverändert bleiben. Nachteilig ist bei diesen Füllungen allerdings, daß in der Regel wesentlich mehr vom Zahn abgeschliffen werden muß, und daß die Kosten einer Zahnversorgung mit Goldfüllungen fast um den Faktor 8 höher liegen als bei einer Versorgung mit Amalgamfüllungen.«

Nicht nur in Europa, auch in Amerika ist die Amalgamfüllung die häufigste zahnerhaltende Füllungsmaßnahme. Im folgenden ein Auszug aus einer Veröffentlichung des amerikanischen Materialkundlers und Zahnmediziners Prof. Dr. J. R. Mackert, Georgia, vom August 1991:

»Geschäftstüchtige Zahnärzte benutzten in den frühen achtziger Jahren die Unsicherheiten in der Bewertung der Messungen dazu, dem Patienten vorzuführen, wie sehr er vergiftet sei, und empfahlen die Entfernung aller Amalgamfüllungen als Allheilmittel gegen jegliche Leiden. Diese üble Praxis rief die Verbraucherschützer auf den Plan: 1986 wurde über die Antiamalgambewegung so berichtet, daß dem Verbraucher empfohlen wurde, bei Warnungen vor Amalgam den Geldbeutel festzuhalten...

So errechnen sich bei korrekter Versuchsanordnung Belastungen von 1,2 Mikrogramm (= 0,0000012 g oder 1,2 Millionstel Gramm) pro Tag bei Menschen mit durchschnittlich 8,6 okklusalen Amalgamflächen und 1,8 Mikrogramm pro Tag bei zwölf und mehr okklusalen Rekonstruktionen.

Auch bei anderen Versuchsanordnungen, zum Beispiel bei direkten Messungen der Quecksilberaufnahme im Blut, wurden diese Werte in der Größenordnung bestätigt. Da der Mensch normalerweise täglich 10 bis 20 Mikrogramm Quecksilber aus anderen Quellen aufnimmt, spielen die um eine ganze Zehnerpotenz kleineren Mengen aus den Zähnen keine wesentliche Rolle mehr.

Einige Fälle einer echten Unverträglichkeit wurden dokumentiert. Allerdings sind neueste Angaben, 16 Prozent aller Menschen zeigten allergische Reaktionen, auf Grund falscher Versuchsanordnungen gewonnen worden. Man verwendete eine Lösung von Quecksilberchlorid, die in der angegebenen Konzentration Hautirritationen ganz ohne eine Allergie auslöst. Eine korrekte Untersuchung ergab eine Allergiehäufigkeit von drei Prozent. Von diesen drei Prozent wiesen aber nur etwa ein Fünftel klinische Symptome auf...

Alle anerkannten Fachgesellschaften, z. B. für multiple Sklerose, warnen deshalb auch davor, sich bei einer Entfer-

nung des Amalgams Hoffnungen auf eine Besserung der Leiden zu machen...
So bleibt anzumerken, daß es offensichtlich keinen stichhaltigen Beweis dafür gibt, daß Amalgam schädlicher sein soll als die angepriesenen Alternativen; die Auswechslung von Amalgam gegen mindestens genauso, wahrscheinlich aber stärker toxische Materialien ist durch nichts zu rechtfertigen, sieht man einmal vom wirtschaftlichen Interesse des Zahnarztes ab.«

Deutlich wird, daß auch in Amerika die Amalgamdiskussion heftig geführt wird. Das einzige Land, in dem Silber-Amalgame wirklich »verboten« wurden, ist die ehemalige UdSSR. Die deutsche »Arzneimittelkommission Zahnärzte« berichtet darüber in einer Stellungnahme 1987:

»Abschließend sei die Folge einer gesundheitspolitischen Maßnahme in der UdSSR dargestellt. Hier wurde die Verwendung von Silberamalgam als Füllungsmaterial zurückgenommen. Für die Rücknahme des Amalgams als Füllungsmaterial waren keine wissenschaftlichen Begründungen zu ermitteln. Es ist anzunehmen, daß wirtschaftliche Gründe den Ausschlag gaben.
Durch die Verwendung von alternativen, weniger guten und haltbaren (temporären) Füllungsmaterialien erhöhte sich der Behandlungsbedarf in der UdSSR erheblich und damit die Kosten (die aus Zementen oder Kunststoff gefertigten Füllungen hielten nur ein Jahr oder darunter und mußten dann erneuert werden). Die Zurücknahme von Amalgam in der Therapie und das Fehlen geeigneter alternativer Materialien führte zu einer Verschlechterung der Zahnerhaltung, bei den Patienten zu kariesbedingten Komplikationen (Zahnschmerzen und Entzündungen) und schließlich zu vorzeitigem Zahnverlust mit allen seinen Folgen (vgl. hierzu FDI-Newsletter Nr. 146, März 1986).«

Das FDI-Newsletter, auf das Bezug genommen wird, ist eine Information des internationalen Zahnmedizinischen Verbandes, Fédération Dentaire Internationale.

Im folgenden Zitat setzt sich Dr. Dr. H. Meist, Haren-Ems, mit der Therapie der Kollegen sehr kritisch auseinander, die jede Verwendung von Amalgam ablehnen und es grundsätzlich ersetzen:

> »Ob Schweißfuß, Kopfschmerz, Blinddarmreizung, alles ist jetzt monokausal zu erklären. Amalgam ist die Devise. Rheuma? Multifaktoriell? Nichts da! Amalgam ist schuld. Ob Soor, Parodontitis oder Chlorakne. Amalgam raus! Gold rein! Hei, wie die Kasse klingelt, ethisch einwandfrei noch dazu! Wenn nach der Sanierung der Patient als einzige Erleichterung die Erleichterung im Portemonnaie spürt, geht es weiter.« »Wohnt etwa bei ihnen im Haushalt noch jemand mit Amalgamfüllungen? Dann kann es ja nicht gutgehen.« Schon ist die nächste Inlaystraße für das Eigenlabor gesichert. Ist diese Form der Naturheilkunde nicht herrlich? Kein aufwendiges Nachdenken mehr, kein Suchen nach anderen Ursachen. Ich kann allen Kollegen nur empfehlen, selbst Erfahrungen zu sammeln.
> Schicken Sie einen Patienten einem naturheilkundlichen Zahnarzt zur Diagnostik! Solange der Mund nicht komplett vergoldet ist, wird die Diagnose immer lauten: Merkurialismus. Da kann ein haarsträubender Dioxinspiegel im Blut vorhanden sein, der Patient ganztägig anderen toxischen organischen Verbindungen ausgesetzt sein. Was ergibt die teure Diagnostik? Sie werden es sicher nicht erraten! Auch unter der Prämisse der Toxizität von Amalgam ist das, was derzeit läuft, unverantwortlich.
> Die Kampagnen haben mit ihrem Horrorszenario mehr Menschen krank gemacht, als je echt an Amalgamintoxikation gelitten haben.
> Fazit: Die Berufung auf ganzheitliche Betrachtungsweise ist leeres Geschwafel, wenn sich ärztliches Tun auf kaum mehr als die Formel 'Gesundheit = frei von Amalgam' reduziert.«

Meines Erachtens schneiden in diesen Ausführungen die gegossenen Goldversorgungen unverdient schlecht ab. Gerade wenn Alternativen zur Amalgamfüllung gesucht werden, ist das Goldinlay (bzw. die Gold-Teilkrone, je nach Größe des Defekts) die unangefochten beste Versorgung.

Auf keinen Fall sollten, um das Amalgam zu vermeiden, werkstoffkundlich minderwertigere und für große Restaurationen (nach dem derzeitigen Stand) ungeeignete Materialien wie Composites gewählt werden.

Aber auch ich bin der Meinung, daß es vollkommen ungerechtfertigt ist, alle möglichen Krankheiten auf Amalgam zurückzuführen. Es drängt sich dann die Frage auf: Wem nützen solche Kampagnen?

Unbestritten ist: Die Farbe von Amalgamfüllungen ist auffällig. Wie beim Zahnersatz, besteht auch in der Zahnerhaltungskunde das Bestreben nach unauffälligen Restaurationen. Das Keramikinlay ist derzeit in manchen Fällen eine Alternative. Seine Vor- und Nachteile sind auf S. 107 genannt.

Quecksilberdämpfe entstehen beim Legen von Amalgamfüllungen, solange das Amalgam noch nicht abgebunden hat. Dadurch ist das zahnärztliche Personal besonders belastet. Unter diesem Gesichtspunkt ist die Behauptung, die Zahnärzte seien nicht an Alternativen interessiert, lächerlich. Die Zahnärzte wären für Alternativen ausgesprochen dankbar. Quecksilber in - verglichen mit der täglichen Nahrungsaufnahme - geringsten Mengen wird frei. Leider sind die von den gesetzlichen Krankenkassen voll bezahlten Füllungswerkstoffe (Composites und Zemente s. S. 103) nicht geeignet, jeden Defekt, der mit Amalgam behandelt werden kann, zu versorgen. Eine Versorgung mit Inlays oder Teilkronen andererseits scheitert mitunter an den Kosten.

Ein Therapeutikum, und das ist ein Füllungswerkstoff, muß auch vom Patienten akzeptiert werden. Die geschürten Ängste und die zum Teil ungünstige Ästhetik sprechen daher dafür, daß weiterhin intensiv nach Alternativen geforscht wird. Ebenso ist die Verantwortung des Zahnarztes seinem Personal gegenüber ein Grund, Alternativen ernsthaft zu prüfen.

In den Fällen, in denen aus zahnmedizinischer und finanzieller Sicht eine Ausweichmöglichkeit gegeben ist, sollte sie erwogen werden.

Zum Schluß noch ein Zitat von dem Baseler Prothetiker und Werkstoffkundler Prof. Dr. J. Wirz. Zum Amalgam schreibt er 1990:

> »Die Verwendung von Silberamalgam im Rahmen der Zahn-, Mund- und Kieferheilkunde ist gesundheitlich für den Patienten unbedenklich. Die von den Amalgamfüllungen und ihrer Verarbeitung ausgehenden Quecksilberbelastungen sind im Vergleich zur Aufnahme von quecksilberhaltigen Nahrungsmitteln oder gegenüber der beruflichen Quecksilberexposition (inklusive Zahnarzt und Praxispersonal) so gering, daß sie in der Betrachtung vernachlässigt werden dürfen.
> Bei den wirklichen, aber sehr selten auftretenden Unverträglichkeitserscheinungen gegen Silberamalgam und seine Bestandteile soll im Sinne der ärztlich-ethischen Handlung auf eine alternative Therapie gewechselt werden. Dafür sind dann andere, für den Organismus weniger belastende Nachteile in Kauf zu nehmen.
> Den Kompositen als allfälliger kostengünstiger Amalgamalternative im Seitenzahnbereich ist bis heute sowohl in der Form von plastischen Füllungswerkstoffen als auch als direktem oder indirektem Inlay-Material von der Fachwelt die nötige Anerkennung zu Recht verweigert worden. Ungenügende Abnützungsfestigkeit, beträchtliche Polymerisationsschrumpfung und zu hoher thermischer Ausdehnungskoeffizient beeinträchtigen mittel- und langfristig die Funktion, fördern Randspaltbildung und damit auch frühzeitige Sekundärkaries.

Als metallische Alternative bieten sich nur die unverhältnismäßig teureren Gußfüllungen aus Edelmetall-Legierungen an. Titan und seine Legierungen fallen wegen ästhetischer Gründe aus der Evaluation; zudem fehlen für sie zu einer korrekten individuellen Warmverformung immer noch die nötigen kostengünstigen Verarbeitungsgeräte.
Porzellanfüllungen (gefräst, gegossen oder gebrannt) sind teuer und aufwendig. Ihre Befestigung ist noch nicht gelöst, Langzeitstudien liegen noch nicht vor.
Es darf nochmals mit Nachdruck festgehalten werden, daß Füllungen aus hochwertigem Silberamalgam generell mit keinerlei gesundheitlichen Risiken für den Patienten verbunden sind. Die Qualität dieses Metalls kommt beinahe derjenigen hochwertiger Edelmetall-Legierungen gleich.«

Gewußt wann: Kunststoff-Füllungen und Zemente

Die Nachteile beider Materialien schränken ihre Anwendungsmöglichkeit ein. Ihre Vorteile ermöglichen aber immer dann, wenn der Einsatz sinnvoll ist, gute Ergebnisse.

Im Frontzahnbereich, an sichtbaren Flächen, die der Kaudruck nicht belastet und die komplett von Schmelz gefaßt werden, sind Kunststoff-Füllungen möglich, die nicht vom umgebenden Schmelz zu unterscheiden sind.

Für die Versorgung im Seitenzahnbereich, an Stellen, wo der Gegenzahn die Füllungsoberfläche trifft und daher Kaudruck ausgeübt wird, eignen sich beide Materialgruppen nur als vorübergehende Versorgung.

Der Grund dafür liegt im physikalischen Verhalten. (Die landläufige Bezeichnung Kunststoff stimmt nicht genau. Durch einen Keramikzusatz erhalten die Kunststoffe eine größere Härte und Abriebfestigkeit und werden daher als »Composites« bezeichnet).

Eine aktuelle Literaturübersicht von Prof. Dr. F. Lampert, Aachen, macht deutlich, daß die Kunststoffe derzeit noch keine Alternative zu Amalgam-Füllungen oder Inlays darstellen.

Diese 1991 erschienene Veröffentlichung wägt anhand von 52 Publikationen die Vor- und Nachteile von Composite-Füllungen im Seitenzahnbereich gegeneinander ab. Der Vorteil ist schnell genannt: Es sind zahnfarbene Füllungen. Die Verschleißfestigkeit gilt dagegen als unzureichend, der Randschluß ebenfalls.

- Eine der zitierten Studien zeigt auf, daß nur 40 % frisch gelegter dreiflächiger Composite Füllungen zufriedenstellende Randergebnisse hatten. Nach sieben Monaten in der Mundhöhle sinkt dieser Wert auf 0 %, so eine weitere Studie.
- Eine andere weist darauf hin, daß die Lebensdauer der Seitenzahn-Composite-Füllungen in der Regel zwei bis drei Jahre nicht überschreitet (und das ist zu kurz!). Nach dem Seehoferschen Gesundheitsstrukturgesetz, das ab dem 1. 1. 1993 gilt, muß ein Zahnarzt zwei Jahre Garantie auf Füllungen geben. Würden Sie sich unter diesen Umständen bereit erklären, eine solche Garantie abzugeben?
- Der 1991 erschienene Artikel kommt zu dem Schluß:

> »Dem Wunsch des Patienten nach ästhetisch befriedigend rekonstruierten Zähnen können wir uns dennoch nicht entziehen. Dem Patienten gegenüber sollte aber nicht der Eindruck erweckt werden, er erhalte mit einer primär oder als Inlay gelegten Composite-Füllung im Seitenzahngebiet eine Restauration, die mit einer entsprechenden »konventionellen« Füllungstechnik (das heißt einer Amalgamfüllung, Anm. d. Verf.) gelegten gleichwertig sei hinsichtlich Funktionstüchtigkeit und Dauerhaftigkeit. Der bessere kosmeti-

sche Effekt wird erkauft mit einem vielfach hohen Arbeitsaufwand, d. h. Kosten, und mit einer verkürzten Lebensdauer der Füllung, d. h. Kosten aufgrund eines kurzen Erneuerungsintervalls. Dies bedeutet gleichzeitig mehr Traumatisierung des Zahns und damit dessen Gefährdung.«

Dem Arzt ist der letzte Satz dieser Zusammenfassung viel wesentlicher als das Kostenproblem. Es scheint, die neuen Besen kehren doch nicht ganz so gut. Der Wunsch nach zahnfarbenen Versorgungen ist verständlich. Ein untaugliches Material für ausgedehnte Seitenzahnversorgungen bleibt das Composite trotzdem. »Der Wurm am Haken hat dem Fisch zu schmecken, nicht dem Angler« sollte ein Verkäuferwahlspruch bleiben, ärztliche Ethik kennt diese Haltung nicht.

Die Zemente haben ihr Einsatzfeld bei Kronenvorbereitungen, Milchzahnfüllungen und seit einiger Zeit auch bei Zahnhalsdefekten.

Auch für Aufbauten von stark zerstörten Zähnen, die mit einer Krone (s. S. 155) versorgt werden sollen, finden sie Verwendung.

Als Milchzahnfüllungen haben sie ihre Berechtigung, weil jede Füllung eines Milchzahnes ja eine zeitlich begrenzte Versorgung darstellt, und daher auch hier die Nachteile keine so entscheidende Rolle mehr spielen. Insbesondere die Glasionomer-Zemente bieten sich hier an. Diese Zemente erreichen einen chemischen Halt am Dentin, der bei Milchzähnen, die häufig wenig Platz für mechanische Verankerung bieten, sehr willkommen ist. Dieser Vorteil kann auch bei Zahnhalsfüllungen genutzt werden. Oft ist am Zahnhals kein durchgehender Füllungsrand im Schmelz möglich, was eine Kunststoff-Füllung zweifelhaft macht.

Beide Materialgruppen haben also ihre Einsatzbereiche, in denen sie sinnvoll und mit besten Ergebnissen verwandt werden können. Nur der (der Zahnfarbe zuliebe) wahllose Einsatz eines Materials ergibt – so ist das ja auch auf dem Bau – Murks!

Klassenbester: das Goldinlay

Das Goldinlay wird durch seine deutsche Bezeichnung »Einlagefüllung« deutlicher beschrieben. Es handelt sich um eine Füllung, die im Ganzen nach Präparation und Abformung des Zahnes im Labor hergestellt wird, um dann in einer zweiten Sitzung in den präparierten Zahn eingesetzt zu werden. Ein zweiter, heute seltener beschrittener Weg, umgeht den Abdruck. Hier wird das Inlay im Mund aus Wachs modelliert. Beide Methoden haben im Folgenden den gleichen Herstellungsgang wie Kronen oder Brücken (s. S. 157, Abb. 50). Das Goldinlay hat – bei aller Liebe zur Innovation in der Medizin – einen entscheidenden Vorteil: Es liegen 5000 Jahre Erfahrung mit dem »Prinzip der verlorenen Form«, dem Metallguß, und davon etwa 100 Jahre in der Zahnheilkunde mit der Herstellung von Inlays, vor. Weitere Vorteile ergeben sich aus der Vorgehensweise und dem Material:

- Es ist keine Korrosion zu befürchten.
- Die Kontaktbeziehungen zu den Nachbarzähnen und zu den Zähnen des Gegenkiefers lassen sich ideal gestalten.
- Der Randspalt kann durch das Anlegen eines »Federrandes« und das Nachfinieren des Randes minimiert werden.

Die Härte ist geringer als die des Zahnschmelzes, dadurch wird der Gegenzahn geschont.

Der einzige Nachteil: Das Goldinlay ist nicht zahnfarben. Hier kollidiert das Interesse an der technisch und medizinisch besten Lösung mit den ästhetischen Ansprüchen.
Daß der Abschnitt über das Goldinlay so kurz geraten ist, hat einen einfachen Grund. Es gibt nicht viel zu diskutieren. Es ginge noch kürzer. Testergebnis: sehr gut.

Zahnfarbe wird gewünscht: Keramik- und Kunststoffinlays

Die derzeit beste Alternative zur Amalgamfüllung aus zahnfarbenem Material stellt das Keramikinlay dar. Mit ihm sind wirklich unauffällige Restaurationen möglich. Es lassen sich sogar kleine Verfärbungen und Unregelmäßigkeiten täuschend echt nachahmen.
Freilich hat auch diese Versorgung ihre Nachteile, wie die große Härte des Materials und die Unmöglichkeit eines Federrandes. Es muß also auch hier abgewogen werden, ob diese zugunsten der unauffälligeren Versorgung in Kauf genommen werden.
Prof. Dr. Roulet aus Berlin, ein Befürworter glaskeramischer Inlays, weist 1990 darauf hin, daß deren Paßgenauigkeit ähnlich der von Goldfüllungen sein können. Als Nachteil stehe dem gegenüber, daß eine eventuelle Bruchstelle nicht repariert werden kann. Schließlich empfiehlt er – da es sich um ein neues System handelt, das noch mit einem gewissen Risiko behaftet ist – der Zahnarzt solle in jedem Fall den Patienten über möglicherweise eintretende Schwierigkeiten bzw. Behandlungsmißerfolge aufklären.

Das Kunststoffinlay erlaubt optisch ähnlich beeindruckende Ergebnisse. Es kann sogar in der zahnärztlichen Praxis hergestellt werden. Für diese Versorgung gelten aber, wenn auch in abgeschwächter Form, die Kritikpunkte wie für die Kunststoff-Füllung.

Ein Vorteil gegenüber dieser ist eine längere Funktionstüchtigkeit.

Den Zahn am Leben erhalten

Das auf den Seiten 84–86 beschriebene Vorgehen beim Legen einer Füllung war der unkomplizierte Fall. Die Karies war so weit in Richtung Zahninneres vorgedrungen, daß eine ausreichend starke Dentindecke über dem Zahnmark erhalten werden konnte. Zwischen diesem Zustand und dem, der eine Wurzelkanalbehandlung nötig macht, gibt es Zwischenstufen, z. B. wenn die Karies sich schon in unmittelbarer Nähe zur Pulpa befindet. Die nun angewandten Behandlungsmaßnahmen werden indirekte und direkte Überkappung genannt. Überkappt wird der Bereich in nächster Nähe zum Zahnmark, und der Begriff macht schon deutlich, daß eine Zwischenschicht zwischen dem »Nerv« und der Füllung gebildet werden soll. Hier überkappt nicht der Zahnarzt, sondern die randständigen Zellen der Pulpa werden von ihm dazu angeregt, sich selber eine Schutzkappe aus Hartgewebe überzuziehen.

Indirekte Überkappung

Im Falle der indirekten Überkappung ist die verbliebene Dentinschicht hauchdünn. Unter der Unterfüllung wird daher ein Calciumhydroxyd-Präparat eingelegt. Calciumhydroxyd (Ca (OH)$_2$) hat einen basischen pH-Wert. Es kann daher das saure Milieu neutralisieren, das im Bereich der Karies besteht. Die randständigen Zellen der Pulpa fühlen sich dadurch erheblich wohler und können leichter Sekundärdentin bilden (s. S. 36), also die Trennschicht zwischen sich und der Füllung stärken (Abb. 39).

Es kann nun eine provisorische Füllung gelegt werden und der Zahn, wenn diese Wandverstärkung stattgefunden hat, nach einiger Zeit endgültig gefüllt werden. Eine zweite Möglichkeit ist, den Zahn sofort endgültig zu versorgen und dem Patienten wie auch seinem Zahn so die zweite Sitzung zu ersparen. Das Vorgehen wird im Einzelfall entschieden.

Direkte Überkappung

Bei der direkten Überkappung ist nach vollständiger Kariesentfernung die Pulpa an einer kleinen Stelle freigelegt worden, »sie guckt raus« (Abb. 37, vorderer Zahn). Das heißt, die Karies reichte an dieser Stelle gerade eben bis zum Zahnmark. Wenn davon ausgegangen werden kann, daß der »Nerv« noch nicht entzündet ist und wenn der Patient dazu gesund, also bei guter Abwehrlage und möglichst jung ist, dann muß auch jetzt noch keine Wurzelkanalbehandlung eingeleitet werden.

Jede Wundheilung braucht eine gute Abwehrlage. Das Alter des Patienten ist wegen der Öffnung der Wurzelkanäle an der Wurzelspitze von Interesse. Je größer diese ist, desto bessere Versorgungswege und dadurch Chancen hat der Zahn (s. S. 15)

Es ist jedoch wichtig, daß sich Behandler und Patient darüber im klaren sind, daß es sich hierbei um einen Behandlungsversuch handelt. Absolute Klarheit, ob

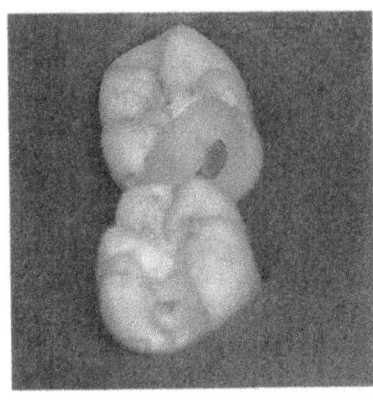

Abb. 37. Unterschiedliche Zustandsbilder nach Kariesentfernung...

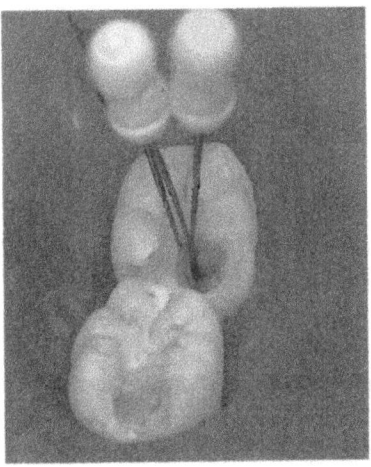

Abb. 38. ... und deren Behandlung durch direkte Überkappung und Wurzelkanalbehandlung.

die Pulpa entzündet ist oder nicht, hat nur der Pathologe. Um diesem eine Untersuchung zu ermöglichen, müßte der Zahn aber gezogen werden. Dann hätte man zwar Klarheit, aber keinen Zahn mehr. Wir richten uns also nach den klinischen Symptomen und führen, wenn die Aussichten dafür gut sind, eine direkte Überkappung durch. Das Vorgehen ist ähnlich dem bei der indirekten

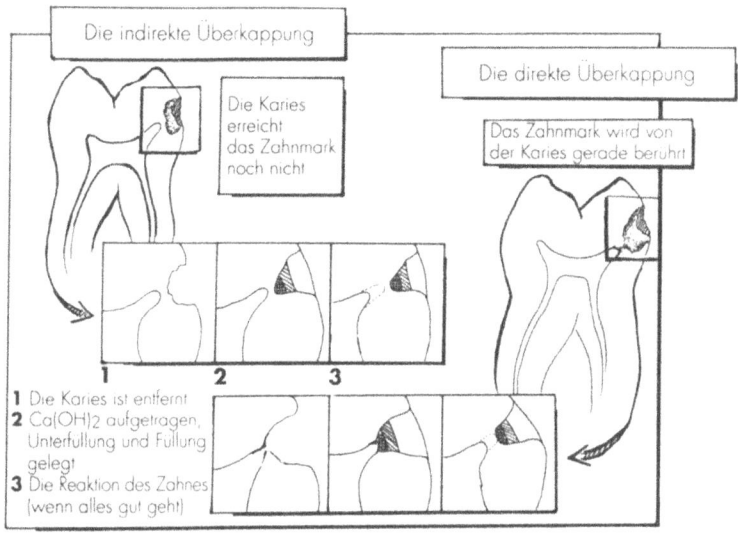

Abb. 39. Indirekte und direkte Überkappung – Chancen, die Pulpa zu retten.

Überkappung. Die Stelle, an der die Pulpa freiliegt, wird mit Calciumhydroxid bedeckt (Abb. 38, vorderer Zahn). Es entsteht eine Narbenzone, unter der sich embryonale Zellen des Zahnmarkes zu Odontoblasten wandeln und so die Öffnung in der Ummantelung mit Dentin decken (überkappen) können. Solche Zellen sind dem Zahn bei seiner Entstehung erhalten geblieben (s. S. 10, 44). Die direkte Überkappung begeistert mich jedesmal aufs Neue. Der Zahn hilft sich hier, nachdem er von seinem krankhaften Prozeß befreit und durch ein basisches Milieu angeregt wurde, selbst (s. Abb. 39). Es ging wohl durch die Karies Schmelz und Dentin unwiederbringlich verloren, eine Füllung des Zahnes ist nötig. Die Wunde der Pulpa aber kann bei günstigen Voraussetzungen heilen.

Die Vitalamputation

Eine Pulpa muß nicht zwingend durch den Zahnarzt freigelegt werden. Es kommt nicht selten vor, daß der Patient das selber in die Hand nimmt. Hilfreich sind dem – meist jugendlichen – Patienten dabei z. B. das Skatebord, das Mountainbike oder der Kampfsport. Die klassische Indikation für die hier beschriebene Behandlungsmaßnahme ist das jugendliche Frontzahntrauma, also der Unfall, bei dem ein Stück der Zahnkrone so abgebrochen ist, daß die Pulpa freiliegt. Damit keine Wurzelbehandlung vorgenommen werden muß, sollte die Behandlung möglichst bald nach dem Ereignis erfolgen (wegen der Gefahr der Wundinfektion) und solange der Zahn eine noch möglichst weite Öffnung an der Wurzelspitze hat (daher ist das jugendliche Alter des Patienten auch hier wichtig). Sind diese Voraussetzungen gegeben, dann kann die Pulpa im Kronenbereich entfernt werden, damit eine kleine und definierte Wundfläche entsteht. Diese Wunde wird mit Calciumhydroxid belegt, mit Zement überdeckt, und der Zahn kann nun mit einem Aufbau oder einer Krone wieder seine Form erhalten. Eine gesunde Pulpa, die zusätzlich noch weite Zu- und Abflußwege besitzt, kann in der folgenden Zeit eine neue Hartgewebswand bilden. Wieder sind, wie bei der direkten Überkappung, die Zellen die Akteure, die die Pulpa sich aus der embryonalen Zeit als Reserve erhalten hat.

Die Wurzelkanalbehandlung

Wurde der Moment der reversiblen Schädigung verpaßt, dann entzündet sich die Pulpa. Das Weichgewebe des Zahnes wird durch die Stoffwechselprodukte der Bakterien angegriffen. Es reagiert mit einer erhöhten

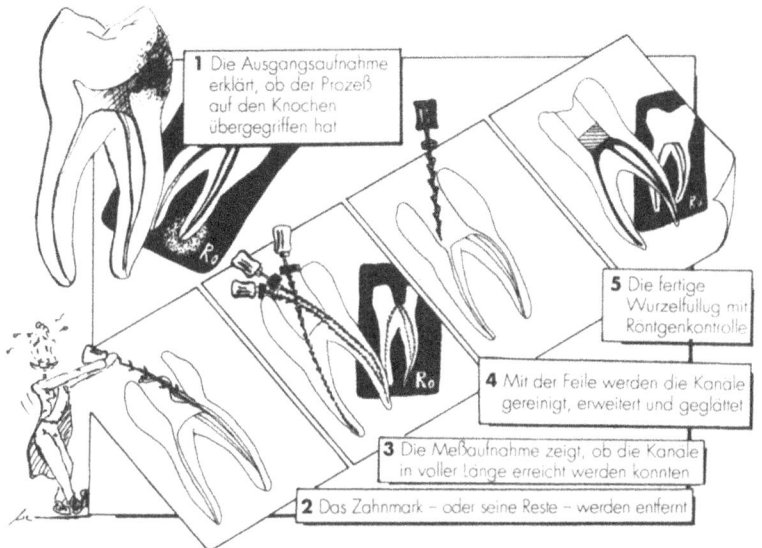

Abb. 40. Die Wurzelkanalbehandlung – eine Präzisionsarbeit.

Durchblutung, die Gefäßwände werden durchlässiger, Arterien und Venen schwellen an, An- und Abtransport finden zum größten Teil über die starrwandige Öffnung am Ende der Zahnwurzel statt, die dieser rush-hour nicht gewachsen ist. Es kommt zum Stillstand des Blutflusses. Das betroffene Gewebe stirbt ab. Das Zahnmark wird faulig zersetzt, und man spricht nun von einer Gangrän (s. S. 61). Der entscheidende Moment ist der, in dem die Pulpa sich entzündet. Ihn genau zu bestimmen, ist wiederum kaum möglich und muß durch die Schmerzcharakteristik wie durch die Größe und Tiefe der kariösen Zerstörung abgeschätzt werden. Eindeutig ist: Wenn die Karies flächig die Pulpa erreicht hat (Abb. 37, hinterer Zahn), führt kein Weg an der Wurzelkanalbehandlung vorbei. Nun geschieht folgendes (s. Abb. 40): Zuerst muß das Dach der Pulpa entfernt, also ein weiter Zugang zum Zahninneren geschaffen werden.

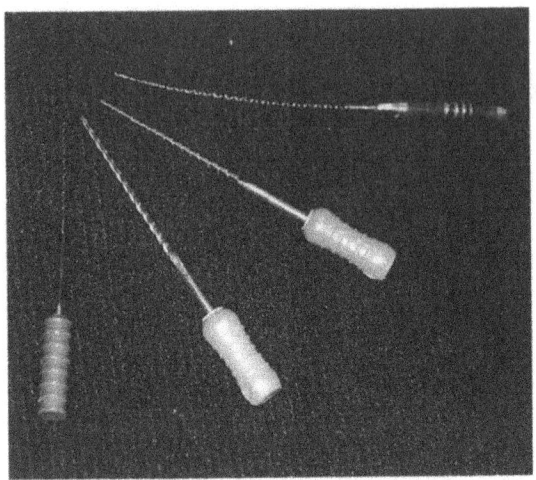

Abb. 41. Instrumente, die bei der Wurzelkanalbehandlung Verwendung finden: Extirpationsnadel, Bohrer, Feile, Lentulo (von links).

Darauf wird das Pulpagewebe, bzw. das, was davon noch übrig ist, entfernt. Die weitere Behandlung ist nun davon abhängig, ob die Pulpa entzündet oder faulig zersetzt ist. Ist das Zahnmark »nur« entzündet, dann wird jetzt der Wurzelkanal mit Feilen und Bohrern (Abb. 41 und 38, hinterer Zahn) (die alle auf den ersten Blick nur wie Nadeln wirken) erweitert und geglättet. Zwischendurch werden die Kanäle gespült. Zeigen sich keine besonderen Probleme, so kann in der gleichen Sitzung die Wurzel endgültig gefüllt und der Zahn verschlossen werden.

Bei der Gangränbehandlung ist die Kanalwandung durch die fäulniserzeugenden Bakterien angegriffen und aufgeweicht. Dieses infizierte Gewebe muß, wie auch die Bakterien, vollständig entfernt werden. Besonders die Bakterien lassen sich meistens nicht in einer Sitzung sicher und komplett eliminieren. Daher wird die Behandlung der Gangrän in aller Regel in mehreren Sitzungen mit medikamentösen Zwischeneinlagen vorgenommen bis der Wurzelkanal sauber, trocken und geruchsfrei ist. Dann wird er mit einer Wurzelfüllung versehen.

Durch diese Behandlung ist der Zahn seines Innenlebens ledig. Der Zahnhalteapparat wird aber, wie bereits im ersten Abschnitt des Buches erläutert wurde, in der Zeit seines Entstehens durch eine eigene Struktur, das Zahnsäckchen, gebildet (s. S. 13, Abb. 6) und ist daher auch über eigene Blut- und Nervenbahnen versorgt (s. S. 37–42).

Die Verbindung zwischen Zahn und umgebenden Knochen und auch das Wurzelzement als Bestandteil des Zahnes sind also noch völlig funktionsfähig und »am Leben«. Es ist also irrig anzunehmen, der Zahn sei nun komplett »tot« und müsse wie anderes totes Gewebe vom Körper aufgelöst oder abgestoßen werden.

Eine zahngefährdende Folge, die die Entzündung oder das Absterben der Pulpa und die darauf erfolgte Wurzelbehandlung mit sich bringt, ist die Sprödigkeit des nun nicht mehr versorgten Dentins. Um eine Fraktur, den Bruch des Zahnes, zu verhindern, sollten wurzelgefüllte Zähne auf lange Sicht mit einer Krone oder mit einer Stiftkrone versorgt werden.

5 Die »Zahnfleischbehandlung«–
Der Erfolg liegt in Ihrer Hand

Diagnostik

Häufig erlebe ich, daß Patienten, denen eine »systematische Parodontalbehandlung« empfohlen wird, erschrecken. Oft sind Fälle aus der Verwandtschaft oder von Bekannten dann Inhalt langer Erzählungen über eine blutige Behandlung über mehrere Sitzungen. Der Schrecken einer Operation wird heraufbeschworen und die Erfahrung, daß einigen, die sich einer solchen Behandlung unterzogen, nach und nach doch die Zähne gezogen werden mußten. Hier wünscht man sich, wenn man auf der Zahnarztseite neben dem Behandlungsstuhl sitzt, einen Tag lang Zeit, um wirklich eingehende Aufklärung betreiben zu können. Ich habe nun diese Zeit und möchte das, was im Praxisalltag schwer möglich ist, hier mit Ihnen in Ruhe besprechen. Zugegeben ist dieses Gespräch etwas einseitig geführt, aber der Sinn dieses Buches soll es ja sein, daß Sie sich mit konkreten Fragen dann in der Sprechstunde an Ihren Zahnarzt wenden können.

Beginnen möchte ich mit drei Zustandsbildern als Fotografien, mit deren Beschreibung im Text und mit der Bitte an Sie, sich daraufhin Ihr eigenes Zahnfleisch zu betrachten, um Ähnlichkeiten zu einem dieser drei

Zustände feststellen zu können. Diese Besprechung ist nur ein Grobraster. Die Diagnose sollten Sie daher Ihrem Zahnarzt überlassen.

Abbildung 42 und Abb. 43 a zeigen Ihnen einen gesunden, entzündungsfreien Zahnfleischrand als Foto und in schematischer Darstellung. Das Zahnfleisch (Gingiva) liegt straff dem Zahnhals an und verläuft in den Zahnzwischenräumen annähernd bis zu den Kon-

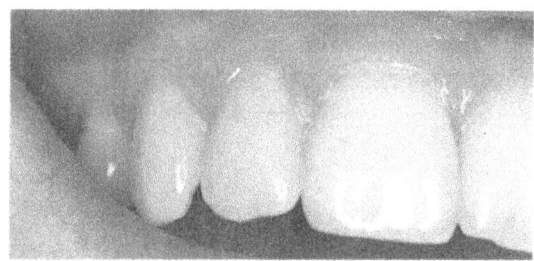

Abb. 42. Das gesunde Zahnfleisch.

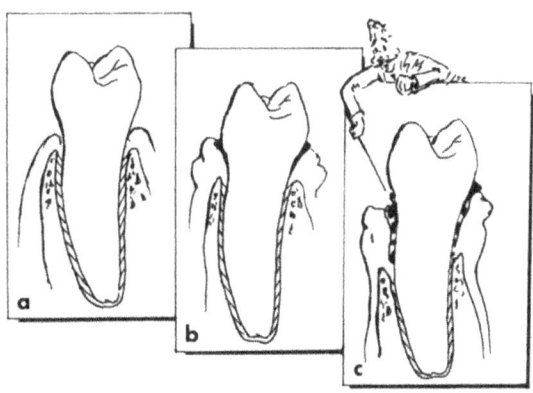

Abb. 43 a–c. Zustandsbilder. **a** Entzündungsfreie Gingiva; **b** Gingivitis; **c** Parodontitis.

taktpunkten der Zähne. Es sind deutlich zwei unterschiedliche Abschnitte zu erkennen. Zum Zahn hin ein dünner Saum von glattem Zahnfleisch (die freie marginale Gingiva); in dieser Höhe verläuft der im Schema bezeichnete Sulcus, ein Spalt zwischen Zahn und Zahnfleisch von etwa 0,5 mm Tiefe, es lassen sich 2 mm sondieren. Darunter ist das Zahnfleisch durch Bindegewebszüge am Zahn sowie am Kieferknochen befestigt. Dieser Bereich wird als befestigte Gingiva bezeichnet. Im Foto ist seine Oberflächenstruktur deutlich zu erkennen. Man sieht eine Tüpfelung, die an die Oberfläche einer Orangenschale erinnert und neudeutsch als »Stippling« bezeichnet wird. Über diesen beiden Zonen, die blaßrosa sind, beginnt die bewegliche Mundschleimhaut mit glatter Oberfläche und kräftigerem Rot.

Abbildung 44 und 43 b unterscheiden sich im obersten Anteil des Zahnfleisches. Der Zahnfleischrand ist geschwollen, er wirkt wulstig aufgetrieben und ist insbesondere im Bereich der Zahnzwischenräume dunkelrot. Durch diese Schwellung ist der Sulcus (der Spalt) zwischen Zahn und Zahnfleisch tiefer als im ersten vor-

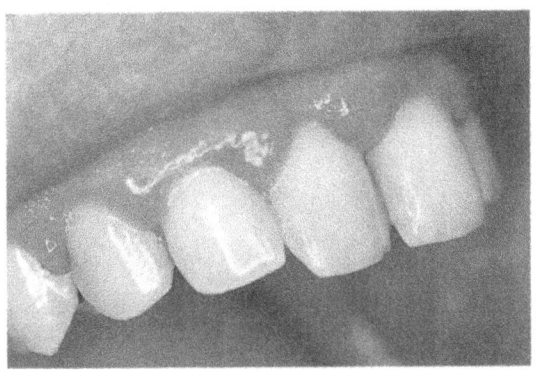

Abb. 44. Gingivitis.

gestellten Fall. Es ist hier für den Betroffenen, falls er sich nicht schon daran gewöhnt hat, auch eine Berührungsempfindlichkeit festzustellen. Mit Schwellung, Rötung und Schmerzhaftigkeit sind schon drei der fünf klassischen Zeichen einer Entzündung erfüllt. Geht man nun noch davon aus, daß ein schmerzhaftes Zahnfleisch die Kaufunktion beeinträchtigt, haben wir ein weiteres Entzündungszeichen, die gestörte Funktion. Ein Temperaturanstieg, vom Betroffenen noch unbemerkt, wäre mit den entsprechenden Methoden in diesem Gebiet auch zu messen, und damit sind wir für unsere Befundaufnahme komplett. Wir können die Diagnose stellen. Es handelt sich um eine Entzündung, eine -itis. Das betroffene Gebiet ist das Zahnfleisch, die Gingiva, also eine Gingivitis.

Nun lassen Sie sich nicht täuschen, wenn Sie nicht alle fünf Punkte, die in diesem Musterbeispiel auszumachen waren, bei sich selbst finden. Einerseits kann man sich an ein gerötetes, geschwollenes Zahnfleisch durchaus optisch gewöhnen, an seine Berührungsempfindlichkeit sowieso, andererseits sind auch die Übergänge fließend. So eine Schwarzmalerei, werden Sie jetzt denken. Ich werde doch keine Gingivitis – eine Krankheit – haben. Mein Zahnfleisch sieht schon immer so aus, und ich fühle mich wohl dabei. Die Ärzte machen einen auch immer kränker als man ist, um ihr Geld zu verdienen.

Aber Sie haben möglicherweise doch eine Krankheit, nämlich eine chronische Gingivitis, und die schon über Jahre hinweg. Sie würden sich ohne noch besser fühlen, und die Ärzte verdienten keinen Pfennig daran. Die Behandlung läge ganz in Ihrer Hand, wie Sie weiter unten in diesem Kapitel noch sehen werden (s. S. 123).

Der dritte Fall (Abb. 45, 43 c) unterscheidet sich vom zweiten besonders in Bereichen, die von außen nicht mehr zu erkennen sind. Deutlich werden diese Un-

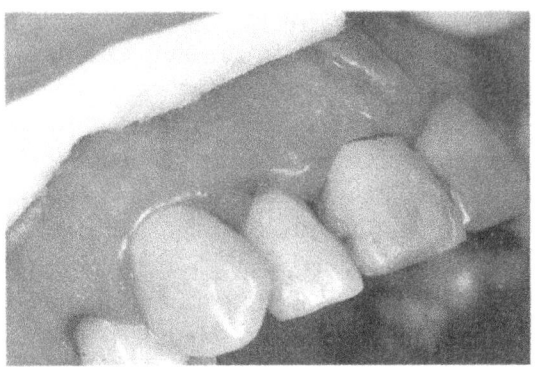

Abb. 45. Parodontitis. Dunkle Beläge, die unter den Zahnfleischsaum reichen, sind deutlich zu erkennen.

terschiede aber in der Skizze. Sie werden – mittlerweile geübt – versucht sein, die Diagnose auf den ersten Blick zu stellen: Rötung, Schwellung, sicher schmerzhaft, also klarer Fall: eine »itis«. Wo? Logisch, am Zahnfleisch also eine Gingivitis, eine besonders schlimme eben.

Aber jetzt muß ich bremsen. Sie sind im Begriff, das zu tun, was in der Medizin immer zu den folgenschwersten Fehlern führt: Sie schießen diagnostisch aus der Hüfte. So schießt man ungeübt meistens daneben, – und was schlimmer ist, man schlägt in der Therapie den falschen Weg ein.

Betrachten Sie das Schema (Abb. 43 c), dann fällt sofort auf, daß nicht nur das Zahnfleisch betroffen ist. Der Prozeß geht tiefer. Die Bindegewebsfasern, die am Zahn ansetzen, haben sich vom oberen Teil der Wurzel abgelöst. Der Sulcus zwischen Zahnfleisch und Zahn ist dadurch deutlich tiefer. Darüber hinaus ist der Alveolarknochen am Zahn bereits ein Stück weit abgebaut. Offensichtlich hat sich erheblich mehr entzündet als nur das Zahnfleisch.

Das Zahnbett, seine Bindegewebsfasern und die knöcherne Fassung des Zahnes sind betroffen, das Parodont also. Daher handelt es sich hier um eine Parodontitis. Es wird jetzt der Grund dafür deutlich, warum das Wort Zahnfleischbehandlung in der Überschrift in Anführungszeichen steht.

Dieser Zustand erfordert die Behandlung durch den Zahnarzt, gerade weil er weit über das Zahnfleisch hinausgeht. Es ist zu »echten« Zahnfleisch- und Knochentaschen gekommen. Zu solchen also, die mit dem Abschwellen des Zahnfleischrandes nicht verschwinden, die auch mit der häuslichen Zahnpflege nicht zu reinigen sind. Der Zahnhalteapparat ist zum Teil zerstört und der Halt des Zahnes und damit seine Erhaltbarkeit gefährdet. Eine möglichst frühzeitige Behandlung ist nötig. Aber auch hier behandelt der Zahnarzt nicht alleine. Gerade darin liegt die Gefahr von Mißerfolgen und die scheinbar nie versiegende Quelle von Horrorbeispielen aus dem Bekanntenkreis, die am Anfang geschildert wurde. Wie also sollte die Behandlung von Gingivitis und Parodontitis erfolgen?

Vorbehandlung

Es handelt sich um eine »systematische Therapie von Parodontalerkrankungen«, und diese kann niemals ohne Vorbehandlung stattfinden. Daher möchte ich zuerst die Vorbehandlung besprechen.

Sinn der Vorbehandlung ist es, einerseits bei den Patienten ein Bewußtsein für die Zusammenhänge von Mundhygiene, Belagbildung, Mikroorganismen und der Erkrankung zu schaffen. Die Erkenntnis, daß Auslöser der Zahnbetterkrankungen Mikroorganismen sind, ist ein wichtiger Schritt. Durch sie bilden sich Beläge, ihretwegen entzünden sich Zahnfleisch und Zahnhalteapparat. Sie sind der Grund dafür, daß die eigene, häusliche Mundhygiene und Ernährung so einen wichtigen Platz in der Bekämpfung solcher Erkrankungen einnimmt (s. S. 73, 195, 227). Diese Zusammenhänge, wie auch die Technik sehr guter Mundhygiene, werden im dritten Abschnitt des Buches ausführlich besprochen.

Weiter sollen auch im Rahmen der Vorbehandlung sämtliche Reizfaktoren auf Zahnfleisch und Parodont beseitigt und die Möglichkeit zur gründlichen Zahnreinigung geschaffen werden. Es werden also alle Füllungen, Kronen und Brücken auf überstehende Ränder und störende Kanten untersucht, falls nötig korrigiert oder erneuert. Es kann auch nötig werden, die Zahnoberfläche oder die Oberfläche von freiliegenden Wurzeln bei Seitenzähnen geringfügig nachzuformen, um sie der Zahnreinigung zugänglich zu machen. Die Okklusion, die Kontaktbeziehung der Zähne also, wird überprüft. Finden sich auf den Kauflächen der Zähne deutliche Schliffflächen, dann können störende Kontakte vorliegen, die zusätzlich das Zahnbett schädigen und daher eingeschliffen werden müssen (vgl. S. 72).

Es ist auch möglich, daß der Patient in der Anamnese angibt, mit den Zähnen zu knirschen oder die Zahnreihen aufeinanderzupressen. Ihm selber ist das meist erst bewußt geworden, nachdem er darauf hingewiesen wurde, da Knirschen und Pressen unwillkürlich im Schlaf oder bei starker Anspannung auftreten. Solche Fehlfunktionen müssen dann auf ihre Ursache hin untersucht werden und gegebenenfalls mit einer Okklusionskorrektur und/oder einer Schienentherapie behandelt werden (s. S. 68). Natürlich muß, gegebenenfalls in mehreren Sitzungen, der Zahnstein restlos entfernt werden.

Eine gewissenhafte Vorbehandlung erfordert in jedem Fall mehr als eine Sitzung, da die Anleitung zur

Mundhygiene auch der Kontrolle bedarf. Es ist nicht immer einfach, hier den richtigen Ton zu treffen.

Allgemein lernt man ja das Zähneputzen als Kind noch bevor man beigebracht bekommt, wie Schnürsenkel zu binden sind. Allein schon das Bemühen des Zahnarztes, zur besseren, effektiveren Mundhygiene anzuleiten und auf Schwachstellen aufmerksam zu machen, trifft hin und wieder auf Empörung. Es ist wichtig, daß Sie sich dann deutlich klar machen, daß durch falsches Zähneputzen nicht nur eine ungenügende Reinigung stattfindet, sondern über lange Zeiträume auch empfindliche Schäden an Zähnen, Zahnfleisch und Zahnhalteapparat entstehen können (s. S. 67, 195, Abb. 62).

Erst wenn sämtliche Hindernisse für eine gute Zahnreinigung beseitigt sind, und wenn eine effektive Mundhygiene betrieben wird, kann und darf mit der eigentlichen systematischen Therapie begonnen werden. Behandlungen, die ohne diese beiden Voraussetzungen begonnen werden, nützen Ihnen nichts. Kurze Zeit später befinden sich Zahnfleisch und Zahnhalteapparat im gleichen Zustand wie vor der Therapie. Zeit, Mühe und Kostenaufwand waren umsonst. Und ein weiterer Fall, bei dem die »Zahnfleischbehandlung überhaupt nicht genützt hat«, ist entstanden und darf weitererzählt werden.

Die Behandlung der Gingivitis ist übrigens hiermit schon beschrieben, aber keinesfalls abgeschlossen. Durch die Entfernung von Reizfaktoren, Zahnstein und die Anwendung einer guten Mundhygiene schwillt das Zahnfleisch ab und erhält binnen zwei bis drei Wochen das Ansehen der in Abb. 42 gezeigten gesunden Gingiva. Die Entzündung ist überwunden. Nun muß ihr erneutes Auftreten vermieden werden, und das macht man: ganz genauso. Die eingeübte Zahnputztechnik wird beibehalten und die regelmäßigen Kontrolltermine werden wahrgenommen. So können Beläge immer schon beim ersten Auftreten entfernt werden, und die Mundhygiene bleibt effektiv.

War der Ausgangsbefund jedoch eine Parodontitis, so wurden durch die Vorbehandlung die Voraussetzungen für eine erfolgreiche systematische Behandlung geschaffen, die nun beginnen kann.

Systematische Therapie

Das Vorgehen der systematischen Therapie richtet sich nach der Art der Erkrankung. Vereinfachend wurde bisher nur von der Gingivitis und der Parodontitis als Krankheitsbild gesprochen. Die Parodontitis gliedert sich jedoch – wie die Gingivitis auch – in verschiedene Arten und Schweregrade, bei deren Aufzählung im einzelnen ich ab hier nicht mehr mit allzuvielen Lesern rechnen dürfte. Die Therapie aller dieser unterschiedlichen Ausprägungen derselben Erkrankung hat gemeinsam, daß die Entzündung beseitigt und dem Zahnhalteapparat und dem Zahnfleisch ermöglicht werden soll, sich wieder eng an die Wurzeloberfläche anzulagern. Der Halt des Zahnes wird dadurch gefestigt und eine erneute Anlagerung von Belägen verhindert.

Um das zu erreichen, muß die Wurzeloberfläche von Konkrementen (den Auflagerungen unterhalb des Zahnfleischrandes, s. S. 76, Abb. 43 c und 45) befreit und geglättet werden. Wie vorgegangen wird, hängt von der Tiefe der Taschen ab. Bei tiefen Taschen ist es nur möglich, wenn das durch Konkremente ohnehin schon von der Wurzeloberfläche getrennte Zahnfleisch noch ein Stück abgehoben und so die Sicht und der Zugang zur Wurzeloberfläche verbessert werden. Sind die Wurzeln dann gereinigt und geglättet, wird das Zahnfleisch mit einigen Nähten wieder »in Stellung gebracht«. Die Nähte können spätestens nach sieben Tagen wieder entfernt werden. Dieses Vorgehen wird als Lappenoperation bezeichnet (Abb. 46, untere Reihe). Sind die Zahnfleischtaschen nicht so tief, und ist es daher möglich, den Boden der Tasche ohne Abklappen zu erreichen, spricht man von einer Kürettage (Abb. 46, obere Reihe). Kürettiert (= geschabt) wird mit Parodontalküretten, die in ihrem Arbeitsende der Wurzeloberfläche nachempfunden sind und so Beläge flächig abtragen können. Die Oberfläche der Wurzel kann dann mit Feilen noch einmal nachgearbeitet und geglättet werden. Insbesondere die Lappenoperation bietet die Möglichkeit, den Knochen- und Zahnfleischrand abschließend so nachzuformen, daß die Gingiva sich nach dem Abheilen wieder ideal an die Zähne und an die Zahnzwischenräume anlagern kann. Ein solches »Modellieren« des Zahnfleischrandes wird als

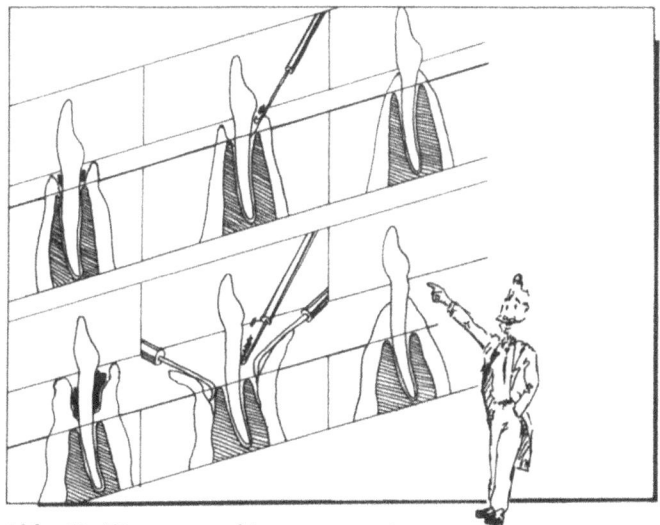

Abb. 46. Kürettage und Lappenoperation.

Gingivoplastik bezeichnet. Es muß abschließend darauf hingewiesen werden, daß insbesondere bei der Lappenoperation durch das festere Anlegen des Zahnfleischrandes an den Zahn ein, wenn auch geringer, Verlust in der Höhe des Zahnfleischsaumes zu erwarten ist (Abb. 46, unten rechts). Diesen »optischen Preis« sollte das reizfreie und gesunde Zahnfleisch nach einem andauernden Entzündungszustand jedoch wert sein.

Weitere Erkrankungen am Zahnfleisch und deren Therapie

Die oben beschriebenen Krankheitsbilder der Gingivitis und Parodontitis haben einen Verlauf, der sich über Monate und Jahre hinzieht. Sie werden durch die Gewöhnung an den krankhaften Zustand vom Patienten oft nicht wahrgenommen oder erst dann als krankhaftes Geschehen registriert, wenn spürbare Zahnlockerungen auftreten. Selbst dann herrscht häufig noch die Meinung vor, es handle sich eben um einen normalen Alterungsprozeß. Unausweichlich wird der Gang zum Zahnarzt erst dann, wenn durch irgendeinen Auslöser – z. B. durch die geschwächte Abwehrlage durch eine Allgemeinerkrankung – der chronische Verlauf in einen akuten Ausbruch überführt wird.

Bei der Gingivitis ist dies die ANUG (akute nekrotisierende ulzerierende Gingivitis). Der Name beschreibt das Krankheitsbild. Der Rand der Gingiva ist teilweise geschwürig zerfallen, insbesondere im Bereich der Zahnzwischenräume. Das Zahnfleisch ist hoch berührungsempfindlich, was die Mundpflege stark einschränkt und so den beteiligten Bakterien eine fast uneingeschränkte Fortpflanzung ermöglicht. Es wird hier auch psychischer Streß als ein auslösender Faktor beobachtet. Vorsichtige

Belagsentfernung, Spülungen sowie schmerzlindernde Salben sind die erste Therapie. Da die eingeschmolzenen Gewebebereiche sich nicht regenerieren, ist nach Abklingen der akuten Erscheinungen an eine Modellation im Sinne der weiter oben beschriebenen Gingivoplastik zu denken.

Als akuter Ausbruch der Parodontitis ist der Parodontalabszeß nicht selten. Hier bildet sich in der Tiefe der Zahnfleischtasche eine akute Entzündung aus, die mit Eiterbildung einhergeht. Es findet sich eine deutlich begrenzte, sehr druckempfindliche Schwellung am Zahnfleisch. Klopft man von der Seite auf die Zähne der betroffenen Region, so läßt sich das entzündete Parodont durch seine höhere Empfindlichkeit ermitteln. Oft kann der Patient den Zahn auch schon angeben, weil er den gleichen Schmerz mit dem Zungendruck auslösen kann. Daß der Abszeß durch das Parodont und nicht durch die Pulpa ausgelöst ist, wird durch eine positive Vitalitätsprobe (s. S. 84) deutlich und vom Röntgenbild bestätigt. Dem Eiter wird in einer ersten Sitzung Abfluß verschafft, dann lassen die akuten Beschwerden schnell nach. Dieser Abfluß sollte einige Tage durch die Einlage eines Gazestreifens gewährleistet sein. Bei Beschwerdefreiheit müssen aber sämtliche Parodonzien untersucht und eine Vorbehandlung sowie eine systematische Parodontalbehandlung eingeleitet werden, um Wiederholungen an anderen Zähnen zu verhindern.

Ein ähnlicher Vorgang am halb oder noch nicht durchgebrochenen Weisheitszahn wird als Perikoronitis bezeichnet. Hier wird auch ähnlich vorgegangen. Es muß aber röntgenologisch geprüft werden, ob der Weisheitszahn durch seine Lage am Durchbrechen gehindert ist. Ist dies der Fall, dann sollte er entfernt werden (s. S. 147, Abb. 48). Steht er so im Knochen, daß sein Durchbruch ungehindert stattfinden kann, so kann man ihm dabei durch das Entfernen der bedeckenden Schleimhaut zu Hilfe kommen und so auch weitere Entzündungen vermeiden.

Die parodontale Rezession ist im eigentlichen Sinne keine Krankheit. Es handelt sich dabei um das Freiliegen der Wurzeloberfläche einzelner Zähne, ohne daß dabei eine tiefe Tasche am betroffenen Zahn vorliegt. Häufigste Ursache ist eine zu geringe oder fehlende befestigte Gingiva (s. S. 44). Jede Bewegung der Lippen oder Wangen übt so einen mechanischen Reiz auf den Zahnfleischrand aus, der sich daraufhin zurückzieht. Genauso wirkt die horizontale Putztechnik. Auch zu tief ansetzende Lippen- und Wangenbändchen können Rezessionen verursachen. Abhängig vom Zustand der Zähne und des Zahnfleisches an den betroffenen Zähnen und deren Nachbarn und davon, wie gut die Mundhygiene ist, kann eine parodontalchirurgische Deckung versucht werden.

Wenn die mechanische Belastung durch ein zu tief ansetzendes Lippen- oder Wangenbändchen ausgelöst ist, kann dieses durch einen kurzen und unkomplizierten Eingriff verlegt werden.

Schließlich soll eine neue Möglichkeit der Therapie mit der Bezeichnung »gerichtete Gewebsregeneration« Erwähnung finden. Hierbei wird das Parodont einzelner Zähne nach Reinigung und Glättung der Wurzeloberfläche mit einer Membran abgedichtet, unter der sich sowohl der Zahnhalteapparat wie auch der Alveolarknochen neu bilden soll. In einer zweiten Operation wird die Membran entfernt. Dieses Vorgehen stellt erstmals das Postulat in Frage, daß einmal verlorener Knochen nicht wieder zu erhalten ist. So eröffnet diese Methode der Parodontologie völlig neue Möglichkeiten über das Ausheilen der Krankheit hinaus zum Ausgangszustand hin (restitutio ad integrum).

Ein vollständiger Überblick über die parodontalchirurgischen Maßnahmen konnte hier bei weitem nicht gegeben werden. Abgesehen davon, daß die Techniken mittlerweile eine sehr große Anzahl erreicht haben, erfordert auch jeder Einzelfall ein individuelles Vorgehen. Dieser kurze Abschnitt möchte sich daher nur als ein Einblick dessen verstanden wissen, was alles parodontalchirurgisch möglich ist, und daß auch bereits vorliegende Schäden in einem großen Prozentsatz der Fälle chirurgisch erfolgreich behandelt werden können.

6 Zahnärztliche Chirurgie

Chirurgische Eingriffe sind naturgemäß die unbeliebtesten Behandlungen, die Sie beim Zahnarzt erleben. Das hängt sicher mit dem Ort des Geschehens zusammen: es wird am Kopf behandelt. Außerdem wird es blutig, und das sieht man nicht nur, sondern muß es auch noch schmecken. Unangenehme Geräusche, die durch die Schalleitung des Schädelknochens noch verstärkt werden, gestalten die Situation kaum angenehmer. Fast alle vom Zahnarzt durchgeführten chirurgischen Eingriffe werden in Lokalanästhesie durchgeführt. Der Operierte erlebt das gesamte Geschehen also detailliert mit. Dieser Umstand verlangt auch dem Zahnarzt mehr ab als die Behandlung unter Vollnarkose. Wer bei einer Operation, die unter Narkose durchgeführt wurde, schon einmal zuschaute oder assistieren konnte, weiß, wie zwanglos sich hier die Akteure in kritischen Situationen Luft machen können. Dagegen wären Sie bei einem zahnärztlich-chirurgischen Eingriff als Patient sicher nicht begeistert, wenn Sie ein – für den Behandler sicher spannungslösendes – Kraftwort hören müßten.

Neben der Kieferorthopädie ist die Chirurgie das einzige zahnärztliche Gebiet, in dem es bundesweit eine Weiterbildung zum Fachzahnarzt gibt. Wer diese Zusatzausbildung absolvierte, darf sich Oralchirurg nennen.

Kieferchirurgen, die sogenannten »Doppelapprobierten« dagegen, haben sowohl Zahnmedizin als auch Humanmedizin vollständig studiert und sich in einer daran anschließenden Weiterbildungszeit den Facharzttitel erworben.

Es wäre sicher falsch, diese drei Gruppen nach der Länge ihrer Ausbildung in ein allgemeines Schema stellen zu wollen, wie: Der Zahnarzt zieht Zähne, der Oralchirurg operiert Zysten, und der Kieferchirurg behandelt Tumorpatienten und Verkehrsopfer. Der chirurgisch versierte Zahnarzt wird sicher erheblich mehr als die im Anschluß aufgeführten chirurgischen Behandlungen durchführen können. Auch wird er sich verantwortungsvoll seiner Grenzen bewußt und in der Lage sein, zu überweisen.

In diesem Sinne sollten die unten aufgeführten Behandlungen Beispiele für die allgemeinzahnärztliche Chirurgie sein, nicht zwingend allerdings und nicht ihr gesamtes Spektrum darstellend.

Chirurgische Zahnerhaltung

Gleich zu Beginn ein klares Veto gegen die Meinung, zahnärztliche Chirurgie beginne bei der Entfernung von Zähnen, ende in noch viel grausameren Eingriffen und diene grundsätzlich zur Vorbereitung von Prothetik. Die chirurgische Zahnerhaltung ist ein großes Gebiet mit dem Ziel, Extraktionen und dadurch auch Zahnersatz zu vermeiden.

Wurzelspitzenresektion

Ein wenig spektakuläres Beispiel für einen chirurgisch-zahnerhaltenden Eingriff ist die Wurzelspitzenresektion (WSR). Sie findet dann Anwendung, wenn die Wurzelkanalbehandlung, wie sie bereits beschrieben wurde (s. S. 112), allein nicht mehr ausreicht, um einen Zahn zu erhalten und Beschwerdefreiheit zu erreichen. Dies kann der Fall sein, wenn nach fauliger Zersetzung (Gangrän) des Zahnmarkes eine Entzündung den an der Wurzelspitze gelegenen Kieferknochen über ein bestimmtes Maß hinaus erfaßt hat (Abb. 27.4, s. S. 61). Es ist auch möglich, daß durch anatomische Varianten der Wurzelkanal nicht vollständig zu reinigen und zu füllen war. Solche Varianten sind zum Beispiel eine Vielzahl von feinen Verästelungen des Kanals an der Wurzelspitze (ausgeprägte Ramifikationen) oder ein stark gebogener oder verengter Wurzelkanal. Eine Fraktur der Wurzelspitze im unteren Drittel kann der Anlaß für die WSR sein, wie auch Komplikationen bei der Wurzelkanalbehandlung, die sich aus einem irregulären Verlauf der Wurzelkanäle ergeben können (Abb. 23.4).

Wie ist das Vorgehen bei der Wurzelspitzenresektion? Zunächst muß ein Zugang zur Wurzelspitze geschaffen werden. Damit beginnt der – unverdiente – Schauer, der dieses Kapitel überschattet. Das erste Werkzeug der Chirurgen ist nämlich immer noch das dem Patienten so wenig sympathische Skalpell. In der zahnärztlichen Praxis tritt es bei örtlicher Betäubung in Erscheinung, so daß der Patient sich durchaus darüber im klaren ist, daß nun an ihm »herumgeschnitten« wird.

Hier möchte ich Ihnen gerne deutlich machen, daß der vom Skalpell gezogene Schnitt die unkomplizierteste, schnellste und so auch schmerzfreieste Heilung nach sich zieht, die man sich wünschen kann. Dazu noch unter den Operationsbedingungen, unter denen ein chirurgischer Eingriff stattfindet.

Zwangsläufig ist man in der zahnärztlichen Praxis auch mit der Versorgung von anderen Verletzungen im Mund beschäftigt. Es können Quetsch- oder Rißwunden sein. Verglichen damit, hat ein sauberer Skalpellschnitt eine geradezu rasante Heilung, so daß hier Nähte schon nach ca. sieben Tagen entfernt werden können und sich nach dieser Zeit schon recht stabiles Gewebe gebildet hat.

Nachdem also der – für Sie jetzt hoffentlich nicht mehr ganz so furchteinflößende – Schnitt erfolgt ist, wird die Wurzelspitze freigelegt. Das entzündete Gewebe samt der Wurzelspitze wird entfernt. Nun kann die Wurzelfüllung von retrograd (von der Wurzelspitze her) begutachtet und gegebenenfalls komplettiert werden. Nach Reinigung des Gebietes wird die Schleimhaut darüber wieder dicht vernäht und die Nähte – wie oben erwähnt – nach sieben Tagen entfernt.

Reimplantation, Transplantation

Beeindruckender für den Zahnmediziner – und sicher auch für den Patienten – sind zwei Vorgehensweisen, die ich im Folgenden beschreiben möchte. Sie sind allerdings mit mehr Risiko behaftet.

Zunächst die Reimplantation:

Wurzelspitzenresektionen im Seitenzahnbereich bringen durch den Verlauf des großen Nervus alveolaris inferior (s. Abb. 36) im Unterkiefer und die Lage der Kieferhöhle im Oberkiefer manchmal besondere Probleme mit sich.

Die Reimplantation kann hier die schonendere Vorgehensweise sein. Es wird, wie der Name schon sagt, zurück-eingepflanzt. Das bedeutet, daß ein Zahn vorsichtig extrahiert, also gezogen wird. Außerhalb der Mundhöhle wird er, wenn er das nicht schon war, wurzelbehandelt und gegebenenfalls wurzelspitzenreseziert und dann wieder in sein Zahnfach (die Alveole) eingebracht. Es kann sinnvoll sein, ihn daraufhin mit seinem Nachbarzahn zu schienen, damit das Einheilen erleichtert wird. Wesentlich ist, daß das Desmodont (die Wurzelhaut) möglichst im ganzen erhalten wurde. An Stellen, an denen das nicht der Fall war, setzt die Resorption (der Abbau) der Zahnwurzel ein. Wenn vermutet werden muß, daß bei der Extraktion viel Wurzelhaut verloren ging, dann ist der Erfolg in Frage gestellt. Es sollte bei der Extraktion bleiben und die Reimplantation abgebrochen werden. Zumindest aber darf der Zahn keinen wichtigen Platz in einer kostspieligen prothetischen Versorgung mehr erhalten. Im einzelnen sind die Lehrmeinungen über das Vorgehen unterschiedlich. Einigkeit besteht darüber, daß soviel Wurzelhaut wie eben möglich erhalten und diese auch ständig feucht gehalten werden muß. Die ständige Befeuchtung ist auch der Grund für die Empfehlung, ausgeschlagene Zähne in die »Backentasche«, also in das Vestibulum, zu stecken und dann sofort einen Zahnarzt aufzusuchen.

Der komplett bei einem Unfall ausgeschlagene Zahn bei erhaltener Alveole und frühzeitiger Versorgung bietet nämlich – so seltsam sich das anhören mag – sehr gute Voraussetzungen für eine Reimplantation. Es liegt hier keine störende Entzündung vor. In solchen Fällen wurden schon Zähne direkt reimplantiert, d. h. ohne zuvor wurzelbehandelt worden zu sein. Unverzichtbare Voraussetzungen sind, daß der Patient jung (die Öffnung an der Wuzelspitze also noch weit) ist und der Zahn nicht verschmutzt wurde. Nach einer Karenz von etwa zwei Wochen können solche Zähne auf den Vitalitätstest positiv reagieren. Die Versorgung durch Nerven

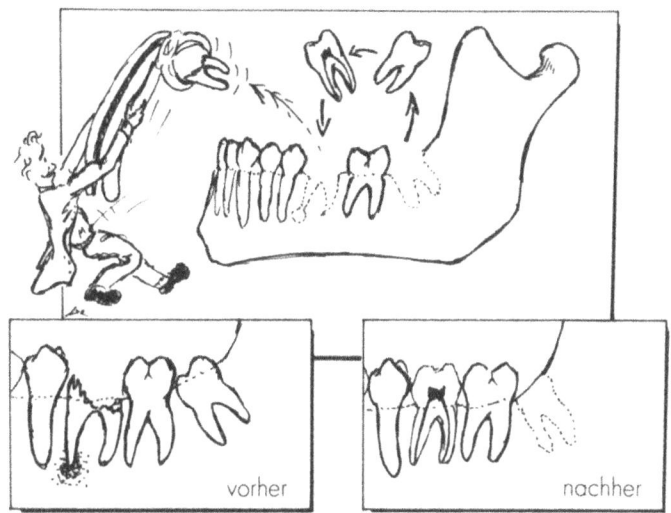

Abb. 47. Die Transplantation: Lückenschluß ohne Brücke.

und Gefäße ist also wieder hergestellt. Möglich ist jedoch auch, daß nur die Blutgefäße Anschluß finden. Die Sensibilität ist in diesem Fall verloren. In beiden Fällen ist der Erfolg aber außergewöhnlich, und das Glück hat seine Hand im Spiel. Ich konnte solche Erfolge beobachten, man kann aber nur enttäuscht werden, wenn man zu sehr damit rechnet.

Die Transplantation (Abb. 47) ist ein Verfahren, bei dem ein extrahierter Zahn in das Zahnfach eines nicht mehr erhaltbaren anderen Zahnes verpflanzt wird. In den allermeisten Fällen handelt es sich um einen Weisheitszahn, der durch seine Stellung ohnehin einen geringeren Beitrag zur Kaufunktion leistet.

Der nicht mehr erhaltbare Zahn ist häufig der erste Molar, der Zahn also, der von den bleibenden Zähnen zuerst, ungefähr im sechsten Lebensjahr, durchbricht und so oft auch zuerst von kariöser Zerstörung betroffen ist. Erschwert wird das Vorgehen dadurch, daß das Zahnfach des ersten Molaren in aller Regel der Form des Weisheitszahnes angepaßt werden muß.

Für beide Verfahren muß die Entscheidung über die Möglichkeit wie auch über das genaue Vorgehen im Einzelfall getroffen werden. Sicher werden auch beide Verfahren nicht von jedem Patienten toleriert, so daß eine Brücke oder ein anderer Zahnersatz die sinnvollere Alternative darstellt. Die entscheidende Frage, inwieweit kleinere Anteile der Wurzelhaut verloren gingen, läßt sich klinisch in der gleichen Sitzung abschließend nicht klären. So bleibt immer ein Risiko, daß an diesen Stellen die Resorption (der Abbau) der Wurzel einsetzt, was allerdings auch Jahre dauern kann. Der Zahn wurde dann aber zumindest für diese Zeit erhalten. Bei guten Voraussetzungen stellen sich hier gangbare Wege der Zahnerhaltung dar, die der Chirurgie zu verdanken sind.

Hemisektion, Prämolarisation und Wurzelamputation

Bei mehrwurzligen Zähnen ergibt sich häufig sowohl anatomisch als auch pathologisch an verschiedenen Wurzeln desselben Zahnes ein völlig unterschiedlicher Befund.

Oft ist ein mehrwurzliger Zahn nicht völlig gangränös oder gänzlich pulpitisch (s. S. 58–62, 113). Die Wurzelpulpa eines Kanals kann bereits abgestorben sein, während die andere noch vital und pulpitisch ist. Bei der einen Wurzel kann der Prozeß schon auf den Knochen übergegriffen haben, während die andere Wurzel noch ein intaktes Parodont an der Wurzelspitze aufweist.

Die Hemisektion versucht, auch sehr schwierige und zerstörte Zähne möglichst zahnerhaltend zu behandeln. Befindet sich eine Wurzel zum Beispiel des zweiwurzligen unteren Molaren in einem Zustand, der keine Zahnerhaltung mehr zuläßt, und ist dabei die andere Wurzel erhaltungswürdig, dann kann die Hemisektion zur Anwendung kommen. Der Zahn wird in der Mitte soweit durchtrennt, bis die Aufgabelung der Wurzel erreicht ist. Nun wird der nicht mehr erhaltbare Teil des Zahnes entfernt. Der erhaltene Teil kann, wenn einer der Nachbarzähne fehlt, als Brückenpfeiler genutzt werden (s. S. 163). So läßt sich die Präparation und Überkronung, hauptsächlich also der Verlust an gesunder Zahnsubstanz des Nachbarn auf der anderen Seite des hemisezierten Zahnes, verhindern. Diese Lücke mit all ihren gefährlichen Folgen für das gesamte Kausystem konnte trotzdem geschlossen werden.

Ein verwandtes Verfahren, das ohne Extraktion auskommt, ist die Prämolarisation. Hier liegt der Schaden, der früher nur mit der Entfernung des Zahnes behoben werden konnte, im Zahnhalteapparat zwischen den Wurzeln. Auslösend kann z. B. ein entzündetes Zahnmark sein. Viele Seitenzähne haben an der Bifurkation (der Stelle, an der sich die Wurzeln voneinander trennen) (Abb. 23.4) feine Verbindungskanäle zwischen Zahnmark und Zahnhalteapparat. Über diese können Entzündungen der Pulpa in das Desmodont weitergeleitet werden. Wenn das geschehen ist, kann der Zahn auch nach einer erfolgreichen Wurzelbehandlung aufbißempfindlich bleiben, da diese Kanäle wegen ihres geringen Durchmessers nicht zu reinigen und zu füllen sind. Die Entzündung des Zahnhalteapparates wird dann durch den mit Bakterien gefüllten feinen Kanal unterhalten.

Die Prämolarisation teilt den zweiwurzligen Molaren in zwei einwurzlige prämolarenartige Teile. Diese sollten anschließend durch Stifte und Kronen stabilisiert werden und eine der Kaufunktion und Pflege entsprechende Form erhalten. Die Entzündung des Desmodonts kann nun abheilen, da sie nicht mehr durch den Nebenkanal angeheizt ist und der Zahnpflege zugänglich wird.

Die Wurzelamputation ist ein der Hemisektion entsprechendes Verfahren für die Oberkieferseitenzähne. Die Oberkiefermolaren haben drei Wurzeln, und daher kann hier sogar eine Wurzel entnommen werden, ohne daß auch nur eine geringe Lücke entsteht.

Die Voraussetzungen sind im Grundsatz die gleichen wie bei der Hemisektion. Der Zahn muß wurzelbehandelt werden oder ist es bereits. Nur eine der Wurzeln befindet sich in einem Zustand, der eine Extraktion unumgänglich macht. Nach der Entfernung dieser Wurzel muß der Zahn überkront werden. Durch diese zahnerhaltende Maßnahme bleibt zwei Nachbarzähnen die Überkronung, die für die Herstellung einer Brücke notwendig wäre, erspart.

Ein weiterer Vorteil der Wurzelamputation mit anschließender Überkronung ist, daß die Kaubelastung von drei Zähnen auch weiterhin von drei Zähnen getragen wird und nicht von nur zwei, wie dies der Fall bei der Brücke mit zwei Vollkronen oder anderen Verfahren (Inlay- oder Marylandbrücke, s. S. 166, 167) wäre. Die chirurgische Zahnerhaltung bietet noch weitere Varianten und Kombinationen dieser Methoden.

Letzlich ist immer wieder die Frage, inwieweit ein Patient bereit ist, sowohl in die Behandlungen mit deren Aufwand und Risiken einzuwilligen, als auch durch sehr gute Mundhygiene die Voraussetzungen zum Erfolg zu schaffen.

Präprothetische Chirurgie

Die Aufgabe der präprothetischen Chirurgie ist es, an zahnlosen Kieferabschnitten die Voraussetzungen für einen funktionstüchtigen Zahnersatz zu schaffen.

Einige dieser Eingriffe werden häufig dem Oral- oder Kieferchirurgen vorbehalten bleiben.

Daher sollen hier nur kurz die Befunde beschrieben werden, die zu einem präprothetisch-chirurgischen Eingriff Anlaß geben.

Zu Anfang eine Erscheinung mit geradezu lautmalerischer Bezeichnung: der Schlotterkamm.

Beim Schlotterkamm handelt es sich um Knochenabbau des Kieferkammes im Oberkiefer. Dieser Zustand ist dann zu finden, wenn bei Zahnlosigkeit im Oberkiefer und einem Restzahnbestand im Unterkieferfrontzahnbereich die prothetische Versorgung des Unterkiefers versäumt wurde oder nicht getragen wird. Zahnersatz im Seitenzahnbereich ist manchem Patienten nur schwer nahezubringen, weil die Seitenzähne ja nicht gesehen werden, und eine prothetische Versorgung oft auch heute noch in erster Linie als kosmetische Notwendigkeit betrachtet wird. Werden aber die Seitenzähne nicht ersetzt, dann muß ständig im Frontzahnbereich gekaut werden. Das führt nicht nur zu einer frühzeitigen Lockerung der Frontzähne, sondern auch zu einer ständigen Biegebeanspruchung für den Kieferkamm im Oberkiefer. Folge ist, daß zwar die Form des Oberkieferkammes erhalten bleibt, der Knochen sich aber aus der Belastung zurückzieht. Der weiche, bewegliche Kieferkamm erhielt fachsprachlich diesen zutreffenden Namen. Ein solcher Schlotterkamm bietet bei einer neuen prothetischen Versorgung keinen Halt und muß daher entfernt werden.

Eine relativ häufige Erscheinung sind bindegewebige Wucherungen unter der Schleimhaut, die Lappenfibrome. Sie entstehen oft im Zusammenhang mit Zahnersatz, der über Jahre hinweg nicht mehr auf Sitz und Funktion überprüft wurde. Auch sie müssen vor der Anfertigung von neuem Zahnersatz entfernt werden.

So wie den Überschuß an Bindegewebe kennt man auch den Überschuß an Knochen, die Exostosen. Dabei handelt es sich jedoch nicht um eine Reizantwort. Diese anlagebedingten, sich langsam entwickelnden Knochenüberschußbildungen, können den Prothesensitz stören. Ihre Entfernung ist dann ebenfalls angezeigt.

Die häufigste Schwierigkeit bei der Anfertigung von totalem Zahnersatz, von Vollprothesen also, ist der schon weit abgebaute Kieferkamm, der einer Prothese keinen Halt mehr bieten kann. Das Problem stellt sich eher im Unterkiefer, da hier nicht der Saughalt der Oberkieferprothese erreicht werden kann (s. S. 170).

Bei einer gewissen Mindestknochenstärke kann eine relative Kieferkammerhöhung vorgenommen werden. Hier wird die Zone des befestigten Zahnfleisches verbreitert (Vestibulumplastik).

Ist dies nicht mehr möglich, muß eine absolute Kieferkammerhöhung durchgeführt werden, bei der der Kieferkamm z. B. mit Hydroxylapatit aufgebaut wird (s. S. 30). Auch Kombinationen werden vorgenommen. Gegebenenfalls kommen auch Implantate als zusätzliche Verankerung in Betracht.

Eine weitere Schwierigkeit kann sich dadurch ergeben, daß der Unterkieferknochen bis auf das Niveau des Nervus alveolaris inferior (s. Abb. 36), des großen sensiblen Unterkiefernervs, abgebaut ist. Ist dieser Nervenkanal zum Beispiel an seiner Austrittstelle nicht mehr knochengeschützt, so bereitet jede Belastung der auf ihm reitenden Prothese äußerste Schmerzen. Er kann operativ »einen Stock tiefer« gelegt werden.

Diese kurze Zusammenfassung sollte nur eine Aufzählung von wenigen Beispielen für das Arbeitsfeld der präprothetischen Chirurgie sein. Sicher liegt das Problem der präprothetischen Chirurgie hauptsächlich darin, daß die betroffenen Patienten zum großen Teil ein Alter erreicht haben, in dem sie länger von den Folgen einer Operation belastet sind, und auch die Bereitschaft für eine Operation geringer ist als bei jüngeren Patienten. Es bleibt aber abzuwägen, daß ein nicht funktionstüchtiges Kauorgan die Gesundheit insgesamt beeinträchtigen kann, und letzlich bedeutet das gesunde und »normale« Essen, Sprechen und Aussehen in Gesellschaft gewiß eine erhebliche Steigerung der Lebensqualität.

Die Zahnentfernung – wenn gar nichts mehr geht

Trotz aller zahnerhaltenden Bemühungen, gibt es nach wie vor Fälle, in denen die Zange – früher das Markenzeichen des Zahnarztes in der Karikatur – eingesetzt werden muß. Heute ist dies jedoch weit seltener notwendig. Nachdem für den Aufbau von Zahnkronen vielfältige Methoden zur Verfügung stehen, ist allein die kariöse Zerstörung als Indikation für Extraktionen weitgend passé. Die Zerstörung ausgedehnter Wurzelabschnitte oder des den Zahn umgebenden Knochens, also der Verlust einer Verankerung im Kiefer, steht im Vordergrund. Der Ausgangspunkt von Knochenverlust kann die Wurzelspitze sein. Infolge einer Pulpitis (s. S. 59) könnte zum Beispiel der Zeitpunkt für eine Wurzelkanalbehandlung (s. S. 112) und Wurzelspitzenresektion verpaßt worden sein. Das nach Wurzelspitzenresektion (s. S. 132) verbleibende Wurzelteil wird so kurz, daß ein Halt nicht mehr gewährleistet ist.

Ein weiterer Grund für Knochenverlust, wie im vorausgegangenen Kapitel bereits beschrieben, sind die Parodontopathien, die Zahnbetterkrankungen, die ihren Ausgang vom Zahnfleischrand her nehmen. Auch die Kombination von beiden Prozessen kann, selbst wenn jeder für sich noch kein Grund wäre, zur Extraktion zwingen.

In einzelnen Fällen können Extraktionen auch aus kieferorthopädischer Sicht angezeigt sein.

Die wirksamste Maßnahme, um Extraktionen zu verhüten, liegt in der Vorsorge. Sie steht auf zwei Säulen:

- der Vorsorge in der zahnärztlichen Praxis, die Zahn-, Mund- und Kieferkrankheiten frühzeitig erkennen und behandeln, regelmäßige Zahnsteinentfernungen vornehmen und beratend und aufklärend wirken soll,
- der häuslichen Vorsorge, der Pflege von Zahn und Zahnfleisch und gesundem Ernährungsverhalten.

Zu beiden Themen finden Sie mehr im Abschnitt »Die Prophylaxe«.

Ist es aber einmal so weit gekommen, daß ein Zahn entfernt werden muß, so sollte auch nicht gezögert werden, da ein nicht mehr erhaltungswürdiger Zahn zu ernsthaften allgemeinmedizinischen Problemen führen kann.

Die nachfolgenden Erklärungen sollen Sie mit dem Vorgehen und dem dazu benötigten Instrumentarium vertraut machen, denn ein chirurgischer Tischaufbau mit Instrumenten von teilweise martialischer Formgebung hat etwas Erschreckendes. Weiß man jedoch um die Funktion der einzelnen Instrumente und ist man so etwas vorbereitet, dann verliert die Situation doch einiges von ihrem Schrecken.

Zuerst wird natürlich eine ausreichende Lokalanästhesie (»die Spritze«) gegeben (s. S. 87). Nach einer Wartezeit wird die Anästhesietiefe geprüft. Das Druckempfinden bleibt erhalten, Schmerzen werden Sie aber, wenn die Anästhesie wirkt, nicht mehr spüren. Ist die Schmerzwahrnehmung sicher ausgeschaltet, kann es sein, daß der Zahnarzt mit einem Beinschen Hebel zunächst die Verbindungsfasern zwischen Zahnfleisch und Zahn, sofern sie noch vorhanden sind, löst. Dann tritt die Zange in Aktion. Wer nun aber darauf wartet, daß an dem Zahn kräftig gezogen wird, der wartet vergeblich. Der Zahn wird luxiert (wörtlich: verrenkt, seine Stellung verändert bzw. gekippt) oder rotiert (gedreht). Dadurch wird erstens die Alveole – seine knöcherne Fassung – geweitet, und zweitens werden die bindegewebigen Fasern des Zahnhalteapparates (s. S. 37) wie ein Klettverschluß geöffnet. Ist dies ausreichend geschehen, dann muß der Zahn nicht mehr gezogen werden, sondern er kann aus seiner Fassung einfach herausgehoben werden. Bei endständigen oder lückenbegrenzenden Zähnen kann eine solche Luxation mitunter auch mit dem Hebel gegen die restliche Zahnreihe vorgenommen werden.

Ist der Zahn entfernt, dann wird im Oberkiefer-Seitenzahnbereich geprüft, ob eine der Wurzeln in der Kieferhöhle stand und diese durch die Zahnentfernung eröffnet ist. Das kann durch den Nasenblasversuch und die vorsichtige Sondierung mit einer stumpfen Sonde geschehen.

Beim Nasenblasversuch wird die Nase zugehalten und – wie beim Schneuzen – Druck auf die Nase und Kieferhöhle gebracht. Ist die Kieferhöhle offen, dann ist austretende Luft in der Alveole zu hören und durch Schaumbildung auch zu sehen. In diesem Fall wird Zahnfleisch über den Alveoleneingang nach einem speziellen Verfahren dicht vernäht. Im Unterkiefer und im

Oberkiefer werden die knöchernen Ränder der Alveole auf scharfe Kanten geprüft und diese gegebenenfalls gerundet. Die geweitete Alveole wird mit zwei Fingern wieder in ihre ursprünglich Form gedrückt. Sie wird mit einem Mulltupfer abgedeckt, auf den etwa eine Stunde lang aufgebissen werden sollte. Wichtig für eine komplikationslose Heilung ist das Verhalten in den ersten Tagen nach der Zahnentfernung.

Folgende Grundregeln sind zu beachten:
- Der Blutpfropf bringt's!
- Das in die Alveole eingeflossene Blut bildet einen Blutpfropf, der für die Heilung entscheidend ist. In ihn hinein wachsen Knochen und Blutgefäße. Er sollte durch Mundspülungen nicht ausgeschwemmt werden, denn der darunterliegende Knochen entzündet sich dann leicht. Also sollten Sie in den ersten Tagen keine Mundspülungen über der Wunde vornehmen.
- Keine Wärme!
  In den ersten Tagen ist keine Wärmebestrahlung wie Trockenhauben oder Sonnenbaden erlaubt.
- Keine Anstrengungen!
  Sport oder schwere körperliche Arbeit vermeiden, gegebenenfalls werden Sie vom Zahnarzt krankgeschrieben.
- Keine Berührung!
  Finger, Zunge oder Zahnbürste weg vom Wundbereich. Jede Wunde heilt so gut, wie man sie läßt.
- Zähneputzen erlaubt!
  Ein Tag nach der Zahnentfernung können die Zähne, ohne den Wundbereich zu berühren, geputzt werden. Die Zahnpaste können Sie mit Wasser ausspülen, wiederum ohne die Wunde dabei zu stark zu spülen.

- Keine Reizstoffe!
  Zwei Tage lang kein Kaffee, Tee, Alkohol oder Nikotin. Das frühzeitige Rauchen gehört zu den häufigsten Ursachen für Komplikationen.
  Vorsicht im Straßenverkehr!
- Sie sollten schon wegen der Anästhesie in den ersten Stunden nach einer Extraktion nicht mit dem Auto fahren. Zahnextraktionen sind außerdem für den Patienten nichts Alltägliches; auch deshalb ist man nach einer Zahnentfernung etwas »neben der Tüte«. Also: Planen Sie am besten schon vor dem Termin Ihren Fahrdienst.

Nachschmerzen nach einer Zahnentfernung gehören bis zu einem gewissen Grad zur Wundheilung (stellen Sie sich vor, Sie hätten eine ähnlich tiefe Knochenwunde im Arm). Sie können in den ersten beiden Tagen mit geringen Dosen von Schmerztabletten gelindert werden. Treten sie jedoch erst nach etwa einer halben Woche auf, sind Komplikationen möglich, und Sie sollten den Zahnarzt erneut aufsuchen.

Leichte Nachblutungen kommen nicht selten vor, sie sind durch den festen Aufbiß auf ein sauberes, zu einer zahnbreiten Rolle gewickeltes Taschentuch zu stillen. Sie sollten sich nicht flach hinlegen, sondern immer den Kopf etwas hoch lagern. Durch die Verdünnung mit Speichel wirkt schon eine geringe Menge Blut viel mehr und erschreckender als nötig. Sollte die Blutung trotz dieser Maßnahmen nicht aufhören, so müssen Sie wieder zum Zahnarzt.

Schwellungen sind nach unkomplizierten Extraktionen nicht zu erwarten. Bei schwierigen Zahnentfernungen oder operativen Eingriffen können sie durch kühle Umschläge verringert, wenn nicht sogar verhindert werden. Dann können begleitend auch leichte

Schluckbeschwerden und eine erschwerte Mundöffnung auftreten. Auch hier haben kalte Umschläge lindernde Wirkung.

Die operative Zahnentfernung

Zähne, die noch lange unbehandelt bleiben, nachdem die Pulpa abgestorben ist, aber auch solche, die wurzelbehandelt wurden, werden spröde, da das Dentin nicht mehr versorgt wird (s. S 115). Aus diesem Grund (aus dem auch wurzelbehandelte Zähne eine Stiftkrone erhalten sollten) können sie bei einer Extraktion auch spontan abbrechen. Grazile Wurzelspitzen oder eine atypische Wurzelanatomie (s. S. 37, 38) können bei vitalen Zähnen zur Fraktur während der Extraktion führen. Jeder extrahierte Zahn wird nach der Entnahme auf seine Vollständigkeit hin untersucht. Wurzelreste müssen aus dem Kiefer entfernt werden, da sie Ursache für Entzündungen und Zystenbildung sein können.

Wurde der notwendige Zahnarztbesuch hinausgeschoben, bis der Zahn zerstört und zerbröckelt ist, dann liegt der Zustand des Wurzelrestes bereits bei Behandlungsbeginn vor.

Immer dann also, wenn die Zange nichts mehr zu greifen vorfindet, muß das verbliebene Zahnfragment chirurgisch entfernt werden.

Ist der Zahn beim Extraktionsversuch gebrochen, so kann häufig der verbliebene Teil über die Alveole entfernt werden. Ist dies nicht mehr möglich, dann muß das Zahnfleisch über dem Gebiet des Wurzelrestes etwas abgeklappt werden. Daraufhin wird der Wurzelrest freigelegt und entfernt. Das Zahnfleisch wird mit einigen Nähten wieder fixiert, die meist nach sieben Tagen gezogen werden können. Das empfohlene postoperative

Verhalten für den Patienten ist das gleiche wie nach unkomplizierten Extraktionen.

Und ewig ruft der Weisheitszahn

»Mein Zahnarzt wollte mir schon vor drei Jahren den Weisheitszahn entfernen, und ich habe ihn immer noch. Da hat er sich wohl geirrt.« Wohl kaum. Wenn Ihnen die Entfernung des Weisheitszahnes angeraten wird, dann niemals ohne Grund. Die Gründe können verschieden sein. Selten wird der Zahn, der nicht entfernt wurde, gleich übermorgen Schmerzen bereiten. Ein Beispiel ist der »antagonistenlose 8er«. Ein Weisheitszahn also, der keinen Partner im Gegenkiefer hat, auf den er aufbeißen kann. Der macht vorerst einmal überhaupt keine Beschwerden. Das einzige, was er macht, ist menschlich, er sucht nämlich seinen Partner. Das tut er, indem er ganz allmählich und langsam aus seiner Alveole und damit über das Niveau seiner Nachbarn hinauswächst. Er nimmt an, sein Antagonist (der Partner im Gegenkiefer) sei einfach etwas zurückgeblieben und man müsse ihm nur entgegenkommen, dann würde er sich schon finden (ein typischer Fall von denkste!). Wie gesagt, er wächst also über sein eigenes Niveau hinaus und – wiederum menschlich – stört damit alle anderen. Die Unterkieferbewegungen werden durch ihn abgelenkt. Das Bewegungsmuster wird für die Muskulatur und besonders für die Kiefergelenke (immerhin zwei der drei Beine des Tisches s. S. 25, Abb. 13) ungesund. Dieser Prozeß kann Jahre dauern und zum Schluß zu erheblichen und nur langwierig therapierbaren Schmerzzuständen führen.

Ein anderes Beipiel für die sinnvolle Entfernung des beschwerdefreien Weisheitszahnes ist der verlagerte, retinierte 8er. Solche Weisheitszähne liegen so im Kno-

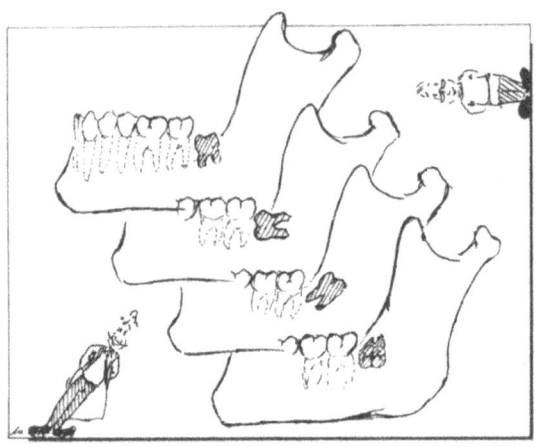

Abb. 48. Der Weisheitszahn – regelgerechte Stellung und Verlagerungen.

chen, daß sie nicht durchbrechen können. Über Monate und Jahre können sie zu erheblichen Entzündungen mit Kieferklemme, zu Zysten und zur kariösen Zerstörung des zweiten Molaren führen (Abb. 48).

Schließlich gibt hin und wieder die Anatomie des Weisheitszahnes selber den Anlaß zur Entfernung, dann nämlich, wenn sich die Pulpa entzündet hat. Der Aufwand an Zeit und Unannehmlichkeiten einer Wurzelbehandlung am Weisheitszahn muß gegen die Erfolgschancen abgewogen werden. Weisheitszähne folgen erheblich öfter als andere Zähne nicht der Regelanatomie, sie können eine, aber auch acht Wurzeln haben. Noch größer ist die Varianz in bezug auf die Wurzelkanalanzahl und -form. Eine komplette Wurzelfüllung ist, vorsichtig ausgedrückt, zweifelhaft (s. S. 22, 43 mit Abb. 23). Es muß also die Notwendigkeit des Erhalts mit den Chancen zum Erfolg abgewogen werden. Die Notwendigkeit ergibt sich auch aus der Situation des Restgebisses, die Erfolgschancen – zumindest im Hinblick auf die Mundhygiene – ebenfalls.

Implantate

Anders als z. B. die Laseranwendung sind die Implantate ein gern von der bunten Presse verwandtes Thema, das mittlerweile durchaus Praxisreife erhalten hat. Dabei handelt es sich auch hier nicht um des Zahnarztes Wunderwaffe. Als Einleitung zu diesem Thema ein Zitat von Prof. Dr. E. Brinkmann, einem der Väter der wissenschaftlichen zahnärztlichen Implantologie. Er schreibt:

> »Bisherige Untersuchungen haben ergeben, daß dort, wo das Implantat einer stärkeren Belastung unterliegt, die Mißerfolgsrate relativ hoch ist, und daß es dort, wo es im Verbund mit natürlichen Zähnen steht, vergleichsweise lange im Mund verbleibt. Die Schlußfolgerung liegt nahe, daß in jenen Fällen, in denen die konventionelle Prothetik ihre Grenzen erreicht hat, die Implantate versagen, während sie sich dort bewähren, wo man ihrer nicht bedarf, mit Ausnahme des zahnlosen atrophierten Unterkiefers. Hier hat sich erwiesen, daß Implantate der konventionellen Methode überlegen sind. Das heißt jedoch nicht, daß auf Implantate verzichtet werden könne, weil schwierige und hoffnungslose Fälle damit nicht zu lösen seien und für die übrigen Fälle die konventionellen Mittel ausreichen. Wenn erst bei Versagen der konventionellen Prothetik an Implantate gedacht wird, mißt man ihnen einen falschen Stellenwert bei.«

Um was geht es genau?

Implantate sollen den Ersatz fehlender Zähne ermöglichen. Als Verankerung werden dabei nicht die restlichen Zähne genutzt. Nahezu ausschließlich werden »enossale Implantate« gesetzt (Abb. 49). Dabei wird

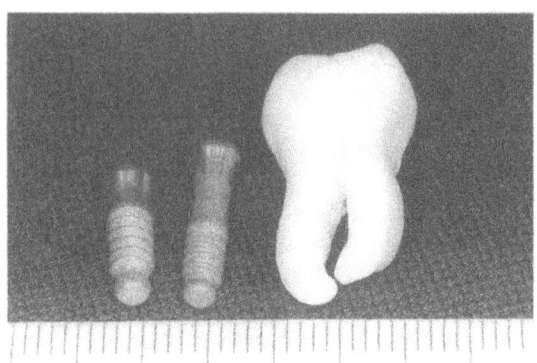

Abb. 49. Zwei Einzelimplantate und ihr Größenverhältnis zu einem Unterkiefer-Molaren.

eine künstliche Wurzel in den Kieferknochen eingelassen. Eine heute selten angewandte Methode stellt das »subperiostale Implantat« dar. Es wird auf den Kieferknochen aufgebracht.

Auf den »künstlichen Wurzeln« kann dann prothetischer Zahnersatz verankert werden. Selten wird dieser Zahnersatz direkt nach der Implantation eingesetzt. Üblicher ist es, eine Einheilungsphase abzuwarten und erst dann das Implantat zu belasten.

Wann kann an Implantate als Lösungsmöglichkeit gedacht werden?

Ein besserer Halt ist gerade bei Vollprothesenträgern mit wenig verbliebenem Kieferknochen im Unterkiefer oft wünschenswert. In diesem Fall können Implantate die Prothesenfunktion verbessern. Natürlich wird es sich in solchen Fällen meistens um ältere Menschen handeln, die sich schwerer zu einer Operation entschließen können. Es bleibt im Einzelfall abzuwägen, ob die Situation ohne den chirurgische Eingriff so schlecht ist, daß es sich dennoch für den Patienten lohnt.

Ein Restzahnbestand, der nur noch eine herausnehmbare Prothese erlaubt, kann mit Implantaten möglicherweise festsitzend versorgt werden. Wie bei festsitzenden Versorgungen ganz allgemein, müssen hier die Mundhygiene und die Prognose der verbliebenen Zähne sehr genau beurteilt werden. Der erhöhte Aufwand an Einsatz, Zeit und Kosten lohnt sich nur bei bestmöglicher Pflege.

Der Verlust eines einzelnen Zahnes aus der sonst geschlossenen Zahnreihe kann eine weitere Indikation für die Implantation sein. Wenn die Nachbarzähne füllungs- und kariesfrei sind, kann der fehlende Zahn dann ersetzt werden, ohne daß weitere Zähne beschliffen werden müssen.

Diese drei Beispiele für Situationen, die möglicherweise mit Hilfe von Implantaten versorgt werden können, sollten nur einen Eindruck geben, wozu Implantate verwandt werden. Der Katalog von Voraussetzungen, die erfüllt sein müssen, damit die Implantation wirklich erfolgen kann, ist lang.

Eine gründliche Untersuchung und Anamnese ist notwendig. Es gibt eine Reihe von Kontraindikationen, also Gründen, die die Implantation unmöglich machen. Diese können allgemeiner Art sein, wie zum Beispiel Diabetes mellitus. Sie können sich aus der Befragung ergeben, oder lokaler Art sein, wie z. B. starkes Knirschen, das nicht durch eine gezielte Therapie beseitigt werden konnte. Auch mangelnde Mundhygiene, die sich selbst bei intensiver Anleitung und Motivation nicht besserte, ist eine Kontraindikation. Der Zahn-, Mund- und Kieferchirurg Dr. C. Will teilt die Kontraindikationen für Implantete 1991 in vier Gruppen. Er unterscheidet insgesamt 38 Kontraindikationen, also Gründe, die im Einzelfall gegebenenfalls gegen ein Implantat sprechen können. Es wird deutlich, daß ein Eingriff wie die Implantation sehr sorgfältig geplant werden muß. Dennoch:

> »Die Erfahrung der letzten elf Jahre zeigt aber, daß sich der große Aufwand im Interesse der Patienten lohnt. Unter diesen Voraussetzungen können Implantate über viele Jahre bei erstaunlich guten Ergebnissen wertvolle Dienste leisten« (Prof. Dr. Dr. P. Tetsch 1990).

7 Zahnärztliche Prothetik

Neben der Frage, wie man Zahnschmerzen los wird, gehört die, wie man Zähne ersetzen kann, zu den Problemen, aus denen die Zahnheilkunde geboren wurde.

Insbesondere fehlende Frontzähne und die totale Zahnlosigkeit waren schon frühzeitig Anlaß zur Herstellung von Zahnersatz. Die Fächer der feinen Damen im vorletzten und letzten Jahrhundert waren durchaus nicht nur zum Zufächeln frischer Luft gedacht, obwohl weniger Hygiene als heute üblich und enge Korsagen den Bedarf danach steigerten. Sie sind auch als Sichtblende für die reizmindernden Frontzahnlücken genutzt worden. Die Anstandsregel, in Gesellschaft nicht laut zu lachen, sondern besser nur vornehm und mit geschlossenem Mund zu schmunzeln, stammt aus dieser Zeit.

Es wurde schon frühzeitig nach Ersatz für verlorengegangene Zähne gesucht. Die ersten Zahnprothesen waren aus Knochen oder Elfenbein geschnitzt. Ein berühmt gewordenes Stück ist die Prothese George Washingtons. Auch Tier- oder Leichenzähne fanden Verwendung. Leider boten nur solche »Spender« schöne, verwendungsfähige Zähne, die in noch relativ jungen Jahren gestorben waren. Problematisch daran war nur, daß die Todesursache häufig übertragbare Krankheiten waren. Dieser Umstand führte zu unangenehmen Folgeerkrankungen der Empfänger.

Ein Durchbruch wurde durch die Verwendung des Porzellans erzielt. Erste Versuche wurden schon in der zweiten Hälfte des 18. Jahrhunderts unternommen. So konnten schon ästhetisch akzeptable künstliche Zähne hergestellt werden. Problematisch war aber von Anfang an der Halt dieses Zahnersatzes im Mund.

Die Entwicklung verlief wie die Kenntnis über die Anatomie und Physiologie des Kausystems sehr schnell. Die Einführung des Kautschuk als Prothesenbasismaterial Mitte des letzten Jahrhunderts markiert einen weiteren Fortschritt. Ein Problem blieb jedoch bis zum Schluß: Waren diese – mittlerweile nicht mehr aus Porzellan sondern einer eigenen Keramik hergestellten – Zähne auch immer angenehmer anzuschauen, wurde ihr Halt am Restgebiß oder den zahnlosen Kieferkämmen auch ständig verbessert – sie klapperten. Schlägt Keramik auf Zahnschmelz, schlimmer jedoch Keramik auf Keramik, dann entsteht ein unüberhörbarer Klang. Abhilfe fand sich erst mit der Entwicklung von Kunststoff.

Die Entwicklung ist damit noch lange nicht abgeschlossen. Sowohl die verwandten Materialien wie auch die Vorgehensweise werden ständig überarbeitet und durch neue Erkenntnisse ergänzt. Solange es noch ein frommer Traum bleibt, die Zahngesundheit dem ständig steigenden durchschnittlichen Lebensalter der Bevölkerung anzupassen, solange muß auch weiter nach besseren Möglichkeiten des Zahnersatzes gesucht werden. Nach wie vor gilt auch heute noch: Der vermiedene Zahnersatz ist der beste Zahnersatz, weshalb in diesem Buch dem Abschnitt »Prophylaxe« und »Zahnerhaltung« der höchste Stellenwert zukommt.

Die Prothetik unterscheidet sich von allen anderen Disziplinen in der Zahnheilkunde dadurch, daß ein großer Teil der Arbeit (und daher auch der Kosten) nicht am Behandlungsstuhl anfällt. Prothetische Behandlung geht immer mit einem großen Aufwand an Terminen, meist auch an Zeit pro Termin und finanziellem Aufwand einher.

Schon aus dem letzten Punkt heraus erklärt sich häufig die größere Anzahl von Fragen seitens der Patienten.

Wie in anderen Teilbereichen der zahnärztlichen Behandlung können in der Prothetik oft mehrere Wege beschritten werden. Sie kosten den Patienten auch immer unterschiedlich viel Geld.

Um die Unterscheidung der verschiedenen Möglichkeiten von Zahnersatz zu erleichtern, werden im folgenden die häufigsten Versorgungen erläutert:

Festsitzender Zahnersatz

Als festsitzende prothetische Versorgung werden Kronen und Brücken bezeichnet. Sie sind Ersatz von zerstörten Zahnkronen und ganzen Zähnen, der fest eingesetzt und vom Träger auch im Mund gepflegt wird.

Die Überkronung von Zähnen

Die Notwendigkeit zur Kronenversorgung ergibt sich dann, wenn eine Zahn soweit zerstört ist, daß seine anatomische Form mit ausreichender Stabilität durch andere Maßnahmen nicht mehr hergestellt werden kann. Auch die Aussicht darauf, daß der – z. B. wurzelbehandelte – Zahn auf Dauer einer Frakturgefahr ausgesetzt ist, kann ein Grund zur Überkronung sein (s. S 115, 146). Weitere Gründe, einen Zahn zu überkronen, gibt es in Vielzahl; so muß eine Überkronung auch dann erwogen werden, wenn ein Zahn über das Niveau der Zahnreihe herausgewachsen ist, weil ihm lange Zeit ein Antagonist fehlte (s. S. 63 mit Abb. 28), um funktionelle Beschwerden zu verhindern und einen Lückenschluß im Gegenkiefer zu ermöglichen. Warum eine Überkronung empfohlen wird, muß im Einzelfall besprochen werden. Die häufigsten Gründe sind jedoch oben genannt. Die rein ästhetische Indikation, die Überkronung nur um eine schönere Form, Farbe oder Stellung der Zähne zu erzielen, sollte aber sehr kritisch betrachtet und nur in den Fällen erwogen werden, in denen kieferorthopädische Methoden nicht anwendbar sind und der Anblick für die psychische Konstitution des Patienten wirklich unzumutbar ist. Der Grund ist einleuchtend: Der Zahn, der überkront werden soll, muß beschliffen werden. Ohne Not opfert man keine gesunde Zahnsubstanz.

Die Vorteile, aber auch die Schwierigkeiten einer Kronenversorgung, ergeben sich aus ihrem Herstellungsweg:

Zunächst wird der Zahn von der eventuell vorhandenen, nicht mehr funktionstüchtigen Füllung und/oder der kariös zerstörten Zahnhartsubstanz befreit und mit einer Kronenvorbereitung versorgt (Abb. 50.1). In der gleichen oder in der nächsten Sitzung erfolgt die Kronenpräparation. Dabei wird der Zahn in seinem gesamten Umfang und in der Höhe beschliffen. Wesentlich dabei ist natürlich, daß sämtliche Außenflächen konisch zueinander stehen, sonst ist es ja nicht möglich, eine künstliche Zahnkrone bis zur unteren Grenze der Präparation aufzusetzen (Abb. 50.2). Es gibt verschiedene Möglichkeiten, diese Präparationsgrenze zu gestalten. Die verschiedenen Varianten werden nach den unterschiedlichen Kronentypen und klinischen Situationen ausgewählt. Die Präparationsgrenze kann supragingival

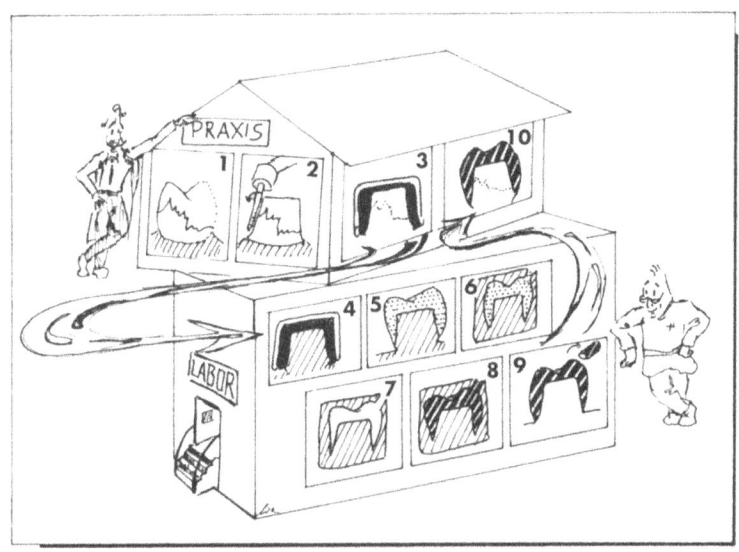

Abb. 50. Herstellungsweg einer Vollgußkrone. *1* Der Zahn wird mit einer Kronenvorbereitung aufgebaut... *2* ... zu einem Kronenstumpf beschliffen... *3* und abgeformt. *4* Der Abdruck wird in Gips ausgegossen. *5* Auf den Gipsstumpf wird aus Wachs eine Krone modelliert. *6* Die Wachskrone wird in feuerfeste Masse eingebettet. *7* Das Wachs wird ausgebrannt. *8* In die Hohlform wird Gold gegossen. *9* Die Goldkrone wird ausgearbeitet... *10* und auf den Zahn aufgepaßt.

(über dem Zahnfleischrand), equigingival (auf Höhe des Zahnfleischrandes) und subgingival (unterhalb des Zahnfleischrandes) gelegen sein. Ihre Lage wird u. a. durch den kariösen Defekt und die Stellung des Zahnes im Kiefer bestimmt. Die gesamte Präparationsgrenze muß innerhalb von gesunder Zahnhartsubstanz liegen. Bei Frontzahnkronen wird man versuchen, den Kronenrand in den Sichtschatten der Gingiva zu verlegen, um keinen Übergang zwischen künstlicher Krone und Zahn erkennen zu lassen. Eine gute Kronenpräparation erfordert Zeit, denn es wird nicht einfach ein Zahn klein geschliffen. Es wird ein idealer Kronenwinkel angestrebt, der einerseits das Aufsetzen der fertigen Krone ermöglicht, andererseits noch ausreichend Halt bietet. Es wird angestrebt, gerade soviel wegzupräparieren, daß ausreichende Materialstärke gewährleistet ist, andererseits der Zahnstumpf noch genügend Höhe hat, um auch durch die Länge der Wände den Halt zu unterstützen. Es wird eine glatte, gerade und gleichmäßige Präparationsgrenze angestrebt, auch in Bereichen, die nur indirekt über den Spiegel oder nur phasenweise (z. B. bei stark blutendem Zahnfleisch) sichtbar sind. Sind alle diese Kriterien erfüllt, so kann ein Provisorium hergestellt werden, das den Zahn bis zum Einsetzen der fertigen Krone schützt und in seiner Lage stabil hält.

Es werden heute fast ausschließlich individuelle Provisorien hergestellt. Dazu wird ein Abdruck, der vor der Präparation vom betreffenden Zahn genommen wurde, mit flüssigem Kunststoff gefüllt und dem Zahn wieder aufgesetzt. Der Kunststoff füllt jetzt die Hohlräume aus, die durch die Präparation entstanden sind, komplettiert den Zahn also in seiner Form und deckt die gesamte »Präparationswunde« wie ein Verband ab. Darüber hinaus wird der Abstand zu den beiden Nachbarn wie auch zum Antagonisten fixiert.

Es kann, besonders wenn die Präparation tief subgingival war, sinnvoll sein, damit den ersten Termin zu beenden und dem Zahnfleisch, das natürlich durch die Berührung mit dem Präparations-Diamanten blutet, Gelegenheit zu geben, sich zu erholen. Zur Abdrucknahme ist in diesem Fall ein zweiter Termin notwendig. Es gibt verschiedene Techniken der Abdrucknahme nach Kronenpräparation. Der häufig verwandte Korrekturabdruck wird folgendermaßen durchgeführt:

Zuerst werden in den gingivalen Sulcus (in den Spalt zwischen Zahn und Zahnfleisch) Baumwollfäden eingelegt. Dazu wird gewöhnlich eine örtliche Anästhesie gegeben, da diese Fäden so tief wie möglich liegen sollen. Man wird, wenn es irgend geht, die bestehende Anästhesie von der Präparation nutzen und in der gleichen Sitzung den Abdruck nehmen. Die Fäden dienen als Platzhalter für die Abdruckmasse, die den Zahn bis unterhalb der Präparationsgrenze abformen soll. Meist sind sie auch in ein Mittel eingelegt, das Blutungen zum Stehen bringen und das Gewebe etwas kontrahieren soll, um den Spalt um den Zahn zu erweitern. Wenn die Fäden gut liegen, wird der Primärabdruck genommen. Es handelt sich um einen Abdruck mit einer knetartigen Masse, die in wenigen Minuten hart wird. Dieser Abdruck dient als Stempel für die eigentliche Abformung. Nun werden die Fäden entfernt, der eröffnete gingivale Sulcus mit dünnfließender Abformmasse ausgespritzt und der Primärabdruck mit einigem Druck wieder eingesetzt. Dadurch wird die dann fließende Masse tief in den Spaltraum um den Zahn – bis unter die Präparationsgrenze also – eingepreßt und jede Feinheit der Präparation abgeformt (Abb. 50.3).

Ist der Abdruck gelungen, werden die Provisorien eingesetzt. Der fertige Abdruck, ein Abdruck des Gegenkiefers und ein Bißschlüssel werden nun zum Zahntechniker geschickt. Der Bißschlüssel kann aus Gips, Wachs oder Kunststoff sein. Er wird nach der Präparation hergestellt, um die Stellung der Zahnreihen zueinander zu verschlüsseln und für den Zahntechniker reproduzierbar zu machen.

Um den Werdegang einer Krone deutlich zu machen, folgende Zusammenfassung:

Der Zahn ist die Ausgangsform, das erste Positiv also, so stellt der Abdruck die erste Negativform dar.

Der Zahntechniker läßt diese nun mit Gips ausfließen und erhält so als zweite Positivform ein Gipsmodell (Abb. 50.4), das genau der Situation im Mund entspricht. Das Modell wird mit Hilfe des Bißschlüssels mit dem Modell des Gegenkiefers in einen Artikulator eingesetzt (»einartikuliert«).

Der Artikulator stellt die zwei fehlenden Beine des Tisches (s. S. 25, 26 mit Abb. 13), die Kiefergelenke, und ermöglicht so das Nachahmen von Unterkieferbewegungen. Da aber bei jedem Menschen das Bewegungsmuster der Kiefergelenke unterschiedlich ist, muß dieser Artikulator auf einen Mittelwert eingestellt sein. Der Feineinschliff findet dann mit der fertigen Krone im Munde statt. Bei umfangreicheren Arbeiten ist es daher sinnvoll, über den Bißschlüssel hinaus noch weitere Registrierungen am Patienten vorzunehmen, um einen einstellbaren Artikulator zu benutzen und mit diesem noch genauer die individuelle Situation beim Patienten reproduzieren zu können. Das ist allerdings mit Kosten verbunden.

Ab jetzt sei der einfachste Fall, nämlich die Herstellung einer unverblendeten Vollgußkrone, beschrieben:

Der Zahntechniker modelliert auf dem Stumpf die Krone aus Wachs so, wie sie später in Metall aussehen soll. Die Innenwand der Krone ist nun die zweite Negativform des Stumpfes (Abb. 50.5).

Wenn die Modellation alle nötigen Anforderungen erfüllt, wird sie vom Stumpf abgehoben und in eine feuerfeste Masse eingebettet. Diese stellt dann die dritte Positivform des Zahnstumpfes dar (Abb. 50.6). Das Wachs kann nun ausgeschmolzen (Abb. 50.7) und der Hohlraum mit flüssigem Gold bei Temperaturen um 1200 °C ausgefüllt werden (Abb. 50.8). Die feuerfeste Masse wird nach dem Erkalten zerschlagen, und wir erhalten den Rohling der Goldkrone (= die dritte Negativform des Zahnstumpfes). Er wird ausgearbeitet, auf den Gipsstumpf (mit dem bereits die Wachskrone hergestellt wurde) aufgepaßt, poliert und als fertige Krone dem Zahnarzt geliefert (Abb. 50.9). Das Prinzip der verlorenen Form ist so alt wie die Technik des Metallgusses.

Dies alles ist geschehen, wenn Sie zur zweiten Sitzung die Zahnarztpraxis betreten. Bei dieser Sitzung wird entweder eine Anprobe (wenn es sich z. B. um größere Konstruktionen handelt) vorgenommen oder die Arbeit schon eingesetzt. Sitzt der Kronenrand an der Präparationsgrenze ohne sondierbaren Spalt und Stufe an, werden die Kontakte zu den Nachbarzähnen überprüft. Dann werden die Höhe der Krone und die Bewegungsbahnen eingeschliffen. Genügt die Krone schließlich allen Anforderungen, so kann sie fest einzementiert werden (Abb. 50.10). Sie haben damit eine aufwendige Präzisionsarbeit und – das wurde sehr deutlich – ein Unikat im Mund.

Verschiedene Kronenarten

Es gibt verschiedene Arten von Kronen. Oben wurde der Herstellungsgang einer Gold-Vollgußkrone beschrieben. Für diese Krone sind durch das ideale Material alle Präparationsformen möglich. Zahnfarben verblendete Kronen fordern, weil hier zwei Materialien übereinanderliegen, mehr Platz, und wegen des höheren Aufwandes entstehen höhere Kosten.

Die Teilkrone ...

... wird dann angefertigt, wenn ein Zahn so weit zerstört ist, daß einer Füllung oder dem Inlay kein Halt mehr geboten wird. Als Beispiel sei der Verlust ganzer von der Kaukraft belasteter Höcker genannt. Der Zahn weist andererseits Bereiche auf, an denen sich noch viel gesunde Zahnhartsubstanz findet. Es wäre schade, einen großen Teil davon zu opfern und ihn zur Krone zu beschleifen. In einem solchen Fall kann an eine Teilkrone gedacht werden. Die Präparation einer Teilkrone macht es möglich, solche gesunden Bereiche der Außenflächen zu schonen, sofern diese noch stark genug sind. Der Zahn wird nicht im ganzen körperlich gefaßt, sondern nur an den Stellen, wo dies wegen der Karies und der Stabilität des Restzahnes nötig ist.

Die Stiftkrone

Im eigentlichen Sinne des Wortes ist die Stiftkrone eine Krone des wurzelgefüllten Zahnes, die in einem Guß fest mit dem Stift, der im erweiterten Wurzelkanal steckt, hergestellt und daher fest mit ihm verbunden ist.

Solche Kronen werden heute kaum noch hergestellt. Es hat sich durchgesetzt, den Stift, der der Zahnkrone zur Verankerung in der Wurzel dienen soll, getrennt von der Krone einzusetzen.

Auch hier gibt es wieder verschiedene Möglichkeiten. Es kann ein individueller Stift durch Präparation und Abdrucknahme hergestellt werden, es können aber auch konfektionierte Stifte, teilweise mit Gewinde, Verwendung finden, die mit normierten Bohrern in die Wurzel eingepaßt werden. Eine Krone wird dann auf den so hergestellten Stiftaufbau zementiert.

Die Beschreibung zur Herstellung einer Krone mußte deshalb zwangsläufig so lang ausfallen, weil hier das Schema der Herstellung für festsitzende Prothetik an einem einfachen Beispiel deutlich werden kann. Die beschriebenen Schritte kehren auch bei der Herstellung von Brücken und kombiniert festsitzend-herausnehmbarem Zahnersatz immer wieder. Es sollte auch deutlich werden, daß jeder hergestellte Zahnersatz ein Unikat darstellt. So, wie die Herstellung in jedem Einzelfall die besonderen Gegebenheiten berücksichtigen muß, so hat auch schon die Planung und Beratung die individuellen Anforderungen des einzelnen Patienten zu berücksichtigen. Solange eine prothetische Versorgung überhaupt notwendig ist, solange muß es der Ehrgeiz aller damit Beschäftigen sein, die idealen Lösungen für den individuellen Fall zu finden. Leider ist das technisch Mögliche nicht in jedem Fall machbar.

Die von den Richtlinien der gesetzlichen Krankenkassen gesetzten Grenzen von »ausreichendem«, »zweckmäßigem« und »wirtschaftlichem« Zahnersatz decken sich nicht mit dem, was die aktuelle Zahnmedizin ermöglicht; deren Ziel ist nicht das »Ausreichend«, sondern das »Sehr gut«.

Brücken schließen Lücken

Die klassische Brücke besteht aus mindestens zwei überkronten Zähnen, deren Kronen durch mindestens ein Brückenglied verbunden sind (Abb. 51). Die überkronten Stümpfe werden als Brückenanker oder Brückenpfeiler bezeichnet, die ersetzten Zähne nennt man Brückenglieder. Die Form des Brückengliedes kann unterschiedlich sein. Es ist im Unterkieferseitenzahnbereich möglich, Schwebebrücken einzusetzen (Abb. 51 a), die durch ihre gute Zugänglichkeit für Reinigungsmaßnahmen aus parodontalhygienischer Sicht ein Optimum darstellen. Im Frontzahnbereich muß die Brücke selbst-

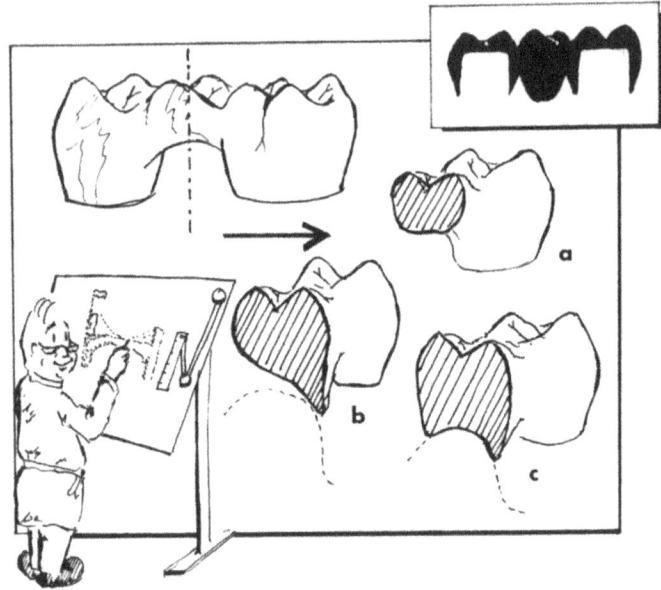

Abb. 51 a–c. Formenvielfalt – das Brückenglied. **a** Schwebebrücke; **b** Tangentialbrücke; **c** Sattelbrücke.

verständlich das Zahnfleisch berühren. Im Oberkieferseitenzahnbereich wären Schwebebrückenglieder wohl aus ästhetischer Sicht manchmal möglich, stören aber die Lautbildung, so daß auch hier die Schleimhaut im Bereich der Zahnlücke vom Brückenglied berührt werden muß. Die Berührungsstelle sollte aber nicht flächig sein, wie bei den früher häufig hergestellten Sattelbrükken (Abb. 51 c). Solche Brückenglieder sind schwer zu reinigen, und die sich darunter sammelnden Speisereste verursachen Entzündungen, einen schlechten Geschmack und Mundgeruch. Aus diesen Gründen ist eine sinnvolle Gestaltung für ein Brückenglied im Oberkiefer die »verschobene Herzform« (Abb. 51 b), die die Schleimhaut nur tangential berührt. Sie ist gut vom Speichel durchspülbar und den Reinigungsmaßnahmen zugänglich. Um eine ausreichende Stabilität zu sichern, sollte bei einer Brücke das Verhältnis Brückenpfeiler zu Brückengliedern mindestens 1 : 1 betragen. Diese Faustregel gilt für parodontal gesunde Pfeilerzähne. Sind einzelne Pfeilerzähne in ihrem Halt durch Vorerkrankungen des Zahnhalteapparates geschwächt, dann muß ihre Einbindung in eine Brückenkonstruktion sehr kritisch betrachtet werden. Sie werden durch Schienung über die anderen Brückenpfeiler in ihrem Halt gefestigt. Es bedarf bei parodontaler Vorschädigung immer einer optimalen Mundhygiene, um den Erhalt der Zähne zu sichern. Daher sollte mit der Versorgung durch festsitzenden Zahnersatz eine eingehende Beratung bezüglich der Pflegemaßnahmen einhergehen und vom Patienten auch umgesetzt werden. Sinnvoll sind Kontrollsitzungen (Recall-Termine), die auf einzelne Schwachstellen aufmerksam machen können. Das Problem der umfassenden Brückenversorgung liegt immer in der schwierigen, oft unmöglichen Erweiterbarkeit. Gerade in Zeiten, in denen die Patienten immer mehr Eigenanteil zu ihrer prothetischen Versorgung zuzahlen müssen, wird die Langlebigkeit des Zahnersatzes eine wichtige Rolle spielen.

Bei all diesen Problemen fragen Sie sich sicher: Warum eine Zahnlücke überhaupt versorgen? Gehen damit die Schwierigkeiten nicht erst los? Die prothetischen Probleme gehen grundsätzlich mit dem Zahnverlust los, nicht mit der Versorgung. Sie werden komplizierter, je länger ein Ersatz aufgeschoben wird.

Wie aus dem ersten Abschnitt des Buches deutlich wurde, ist das gesamte Kausystem kein statisches Gebilde. Es unterliegt vielmehr vielen verschiedenen Regelkreisen, die zum Teil weit über den Zahn-, Mund- und Kieferbereich hinausgehen (s. S. 24). Ein schulmäßiges

Beispiel, um dies zu erläutern, ist die einfache Zahnlücke. Falls Sie es nicht gelesen haben, lesen Sie jetzt auch S. 62.

Verschiedene Brückenarten

Brücken können sich natürlich in der Ausdehnung voneinander unterscheiden. Sie können eine Zahnlücke (einspannige Brücken) oder mehrere Lücken mit Zwischenpfeilern versorgen (Abb. 52).

Im Unterkiefer werden umfangreiche Brückenversorgungen auch als Auflagebrücken oder Rotationsbrücken hergestellt (Abb. 52 c), weil der Unterkiefer wie jeder Knochen nicht starr, sondern elastisch ist. Dieser Elastizität tragen solche Brücken durch ihr Bewegungsspiel Rechnung. Ähnliche getrennte Brücken bieten auch dann eine Lösung, wenn die gute Prognose (eine lange »Lebenserwartung«) für einen der Brückenpfeiler nicht sicher ist. Sie können ein eingearbeitetes Geschiebe (s. S. 183) enthalten, an dem nach dem möglichen Verlust eines wichtigen Pfeilerzahnes ein herausnehmbarer Ersatz verankert werden kann.

Sowohl Brückenglieder als auch Brückenanker können unterschiedlich gestaltet sein. Wenn die Pfeilerzähne »kronenpflichtig« sind, in einem Zustand also, in dem sie auch bei geschlossener Zahnreihe überkront werden müßten, sind Vollkronen als Brückenanker nötig (Abb. 52 b). Sind die lückenbegrenzenden Zähne jedoch noch mit kleinen Füllungen (besser natürlich mit Inlays) versorgt, dann kann eine Inlaybrücke möglich sein (Abb. 52 a). Analog dazu werden Brücken, die als Anker Teilkronen haben, hergestellt. Um bei kariesfreien Zähnen so wenig wie irgend möglich zu präparieren und dadurch ein Maximum an Zahnhartsubstanz zu

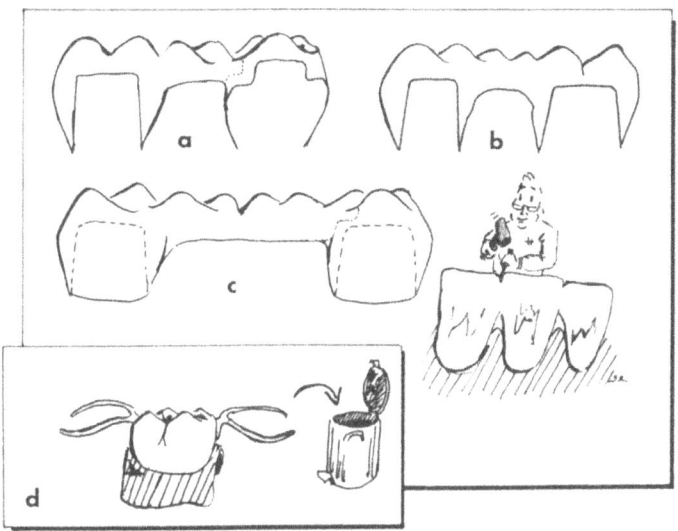

Abb. 52 a–d. Verschiedene Brückenarten. **a** Inlaybrücke; **b** Brücke mit Vollkrone; **c** Auflagebrücke; **d** »Spinne«.

schonen, gibt es auch die Möglichkeit der Marylandbrücke. Sie wird auch Klebe- oder Flügelbrücke genannt. Sehr dünne Flügel halten das Brückenglied an den Pfeilerzähnen. Diese Flügel haben eine rauhe Innenfläche, die durch einen Kunststoffkleber an dem ebenfalls (wie bei einer Kunststoff-Füllung) aufgerauhten Schmelz haften. Ob eine Marylandbrücke möglich ist, hängt maßgeblich von den im Einzelfall vorliegenden Bißverhältnissen, dem Zustand der Zähne und der Mundhygiene ab.

Zum Schluß sei noch eine brückenartige Versorgunge beschrieben und vor ihr gewarnt:

Die sogenannte »Spinne«, eine herausnehmbare Lückenversorgung mit zwei Klammern (Abb. 52 d). Solche kleinen Teilprothesen sitzen für ihre Größe zu lokker, d. h. sie haben die Größe, in die Luft- oder Speiseröhre zu passen, aber nicht die entsprechende Sicherung durch ihren Halt (pfui Spinne!).

Herausnehmbarer Zahnersatz

Vollprothesen

Nachdem uns im Kapitel Prothetik bisher die rein festsitzende Versorgung interessiert hat, soll nun zunächst der im ganzen herausnehmbare Zahnersatz zur Sprache kommen.

So wie die Einzelkrone bei den festsitzenden Arbeiten als der übersichtlichste Fall dient, möchte ich hier zuerst Funktion, Anforderungen und Werdegang der Voll- oder Totalprothese besprechen.

Die Anforderungen, denen eine »Totale« zu genügen hat, sind reichlich, und es ist manches davon nur im Kompromiß zu erreichen: Sie soll die, den Umständen entsprechend, beste Kauleistung ermöglichen, sie soll aber darüber hinaus die Sprache nicht behindern, das Geschmacksempfinden nicht beeinträchtigen, lagestabil sein, ästhetischen Ansprüchen des Patienten genügen und dabei auch dessen Gesicht nicht verändern. Gerade im letzteren Punkt sind manchmal längere Gespräche zwischen dem Patienten und dem ihn behandelnden und beratenden Zahnarzt notwendig. Als einfaches Beispiel seien hier Zahnfarbe und Stellung der Frontzähne genannt. Weiße und absolut gerade stehende Zähne gelten als Inbegriff der Zahngesundheit. Was aber »schön« im Sinne von stimmig mit dem gesamten Eindruck eines Menschen ist, weicht von diesem Klischee ab. Unauffälliger Zahnersatz für Patienten im dritten Lebensabschnitt ist nicht blütenweiß und nicht aufgestellt wie ein

Lattenzaun. Nur ein Zahnarzt, der seine Einsichten in dieser Hinsicht über Bord geworfen hat, würde ohne eingehende Beratung dem Wunsch nach einer solchen Prothese nachgeben. Glauben Sie mir, die zwei häufigsten Gründe, an denen Zahnersatz erkennbar ist, sind schlechter Sitz und übersteigerte »Makellosigkeit«. Eine gute, auch gut aussehende Prothese, ist unauffällig, und dies wird dadurch erreicht, daß in Zahnfarbe, Zahnform und -stellung dem einzelnen Patienten Rechnung getragen wird. Auch der Verlauf des Zahnfleischrandes kann individuell gestaltet werden. Die Variationsmöglichkeiten sind nahezu unbegrenzt. Die gesetzlichen Kassen bezahlen besonderen Aufwand allerdings nicht.

Ein sehr wichtiges Hilfsmittel für eine ästhetisch gute Lösung sind Photographien, die der Patient mitbringen sollte, die deutlich Form und Stellung der Frontzähne zeigen. Modelle aus Abdrücken, die zur Planung genommen wurden, dienen als dreidimensionale Vorlage.

Auch bereits vorhandene Versorgungen können abgeformt und dem Zahntechniker zur Verfügung gestellt werden, um ihm so zu ermöglichen, die Zahnstellung beizubehalten. Man wird sich in der Wahl der Zahnfarbe nach bereits vorhandenen alten Prothesen richten. In Maßen sind Korrekturen zum Schöneren hin natürlich möglich. Hier ist aber Vorsicht am Platze. So gerne man Komplimente annimmt, so zweifelhaft ist doch die Freude über ein Kompliment wie: »Eine wunderschön weiße, neue Prothese haben Sie, gnädige Frau!«.

Ein möglicher Werdegang einer herausnehmbaren prothetischen Versorgung, und was der Sinn der einzelnen Behandlungsschritte, ist, soll am Beispiel Vollprothese besprochen werden:

In der ersten Sitzung werden Abdrücke der beiden Kiefer genommen. Auf den damit hergestellten Modellen werden vom Zahntechniker »individuelle Abformlöffel« hergestellt. Diese Abformlöffel bestehen aus Kunststoff und passen genau und ausschließlich auf die Kiefer des Patienten, der versorgt werden soll.

Mit diesen individuellen Löffeln werden in der zweiten Sitzung »Funktionsabdrücke« genommen. Dabei kann das gesamte Muskelspiel der mimischen Muskulatur und der Zunge durchgeführt und abgeformt werden. Die nur sehr langsam erhärtende Abformmasse wird so aus allen Räumen verdrängt, die für die Bewegung zur Verfügung stehen müssen. So wird die Prothese später durch Bewegungen der mimischen Muskulatur und der Zunge nicht von ihren Lagern abgehoben. Im Gegenteil: die Formgebung der Prothesenkörper ermöglicht sogar einen besseren Halt, eine Stabilisierung, durch die Auflage von Muskelpartien. Besonders wichtig ist das im Unterkiefer. Die Funktionsabformung bildet im Oberkiefer einen durchgängigen »Ventilrand« ab. Die Oberkieferprothese erhält durch dieses doppelte Ventil (Abb. 53) einen Saughalt, der in den allermeisten Fällen eine Lagestabilität unproblematisch macht. Nicht so im Unterkiefer. Hier ist das Ventil im Bereich des hinteren Endes der Prothese und des Mundbodens unterbrochen. Daher ist ein guter Halt bei Unterkieferprothesen, besonders wenn der Knochen des Kieferkammes schon weit abgebaut ist, weit schwieriger zu erreichen.

Von den Funktionsabdrücken werden Modelle (»die Funktionsmodelle«) hergestellt. Darauf fertigt der Techniker Bißwälle und später auch die Prothesen. Die Bißwälle lassen in ihrer Form die Umrisse des Zahnersatzes schon erkennen; nur sind dort, wo bei der fertigen Prothese die Zähne stehen, Wachswälle zu sehen. Mit diesen Wachswällen können in der dritten Sitzung die

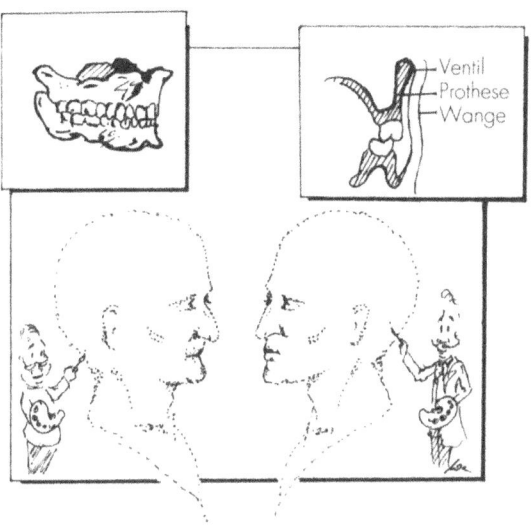

Abb. 53. Die Vollprothese – funktionelle und ästhetische Gesichtspunkte.

Bißhöhe und die Form der Zahnbögen festgelegt werden. Diese Sitzung dient also der Registrierung von ästhetischen und funktionellen Anhaltspunkten. Eine zu tiefe Prothese läßt das Lippenrot nicht zur Geltung kommen, verkürzt das untere Gesichtsdrittel und verleiht so dem Träger, außer möglichen Kiefergelenkproblemen, ein greisenhaftes Aussehen (Abb. 53). Die richtige Höhe der Bißwälle ist aber gerade für die Funktion der Kiefergelenke wichtig. Der Oberkieferbißwall muß die Oberlippe soweit unterstützen, daß das gewohnte Profil erhalten bleibt (Abb. 53). Auf diesen Bißwall werden auch die »Lachlinie« (die Linie, bis zu der die Oberkieferfrontzähne beim Lachen zu sehen sind), die Mittellinie und die Eckzahnlinie festgelegt. Man nennt diese dritte Sitzung die »Bißnahme«. Es werden jetzt auch Zahnform und -farbe ausgesucht.

Die vierte Sitzung ist wieder ein Registrat. Diesmal geht es ausschließlich um unseren dreibeinigen Tisch (s. S. 25, 26 mit Abb. 13). Mit zwei Registrierplatten im Mund, deren eine eine »Schreibplatte«, die andere einen »Stift« hält, soll der Patient verschiedene Bewegungen ausführen. Die Bewegungen werden auf der Schreibplatte markiert und ermöglichen es, die für die Kiefergelenke »gesündeste« (sprich: die einzig richtige) Stellung der Seitenzähne auf den fertigen Prothesen zu ermitteln. Außer dieser verläßlichen Methode gibt es aber auch noch verschiedene andere Möglichkeiten, die zum selben Ziel führen können.

Nun kann der Zahntechniker die Zähne »aufstellen«, und in der fünften Sitzung können die Prothesen anprobiert werden. Natürlich sollte eine Anprobe noch jede Möglichkeit zur Veränderung zulassen. Daher sind die Zähne auch noch nicht fest mit Kunststoff gefaßt, sondern sie stehen im Wachs. In dieser Sitzung hat der Patient erstmals die Möglichkeit, sich ein genaues Bild von der fertigen Versorgung zu machen. Sprechen Sie jetzt alle Änderungen, die Ihnen sinnvoll erscheinen, an. Zu diesem Zeitpunkt ist jede Veränderung noch ohne großen Aufwand möglich. Es ist die Generalprobe, zum nächsten Termin ist die Prothese fertig.

Je nach Einzelfall und Herstellungsgang können zur Fertigstellung einer Vollprothese natürlich auch weniger oder mehr Termine erforderlich sein. Der hier beschriebene Weg macht am besten deutlich, was für herausnehmbaren Zahnersatz und dessen Anfertigung wichtig ist.

Am letzten Termin ist die Prothese fertiggestellt und kann eingesetzt werden. Einschleifmaßnahmen, die jetzt noch erfolgen, ergeben sich daraus, daß das Wachs durch Kunststoff ersetzt wurde, wodurch die Zähne ihre

Stellung um Millimeterbruchteile ändern können. An diesen Einsetztermin schließen sich Kontrolltermine an.

Gewöhnungsbedürftig – die erste Zeit mit der Prothese

Der erste Kontrolltermin wird gewöhnlich am darauffolgenden Tag angesetzt, nachdem der Patient die Prothese die Nacht über getragen hat. Der Grund dafür, daß Druckstellen entstehen können, liegt darin, daß der Zahntechniker die Prothese auf Gipsmodellen anfertigt. Der Gips ist an allen Stellen des Modells gleich hart. Mit der Mundschleimhaut verhält sich das anders. Sie ist überall unterschiedlich stark mit Fett- und Bindegewebe unterfüttert, so daß eine Prothese an unterschiedlichen Stellen verschieden stark einsinkt.

Ob Sie nun bereits eine Vollprothese hatten oder nicht, die erste Zeit mit den neuen Zähnen ist selten ganz einfach.

Sie werden sich beim Essen, Schlucken und Sprechen an die Prothese gewöhnen müssen.

Die Zunge wurde mit ihrem sehr guten Tastsinn schon beschrieben (s. S. 48). Bisher lag sie bei geschlossenem Mund an den Gaumenfalten, die jetzt von der Gaumenplatte bedeckt sind. Das ist ein völlig neues Gefühl für sie. Beim Kauen sollten Sie bewußt die Backenzähne benutzen. Dafür sind ja auch die natürlichen Molaren da und die ihrer Prothese ebenfalls. Der Halt der Prothese wird dadurch zusätzlich verbessert, sie »kippelt« nicht. Die Unterkieferprothese ist durch ihren oftmals schwächeren Halt gewöhnungsbedürftiger als die Oberkieferprothese.

Auch das Sprechen mit einer Vollprothese müssen Sie trainieren. Natürlich ist die Lautbildung mit einer

Vollprothese anders als mit verbliebenen Restzähnen. Besonders werden Sie den Unterschied merken, wenn Ihre letzten Zähne lückig oder locker im Kiefer standen. Auch, wenn die letzte Versorgung keinen festen Halt mehr aufwies, werden Sie einen Unterschied spüren.

Sie können im stillen Kämmerlein üben: Alle Wörter, in denen Laute enthalten sind, die im ersten Artikulationsgebiet (s. S. 51) gebildet werden, eignen sich. Bei diesen Lauten gewöhnen Sie sich besonders an die neue Frontzahnreihe. Die Unterlippe und die Schneidezähne des Oberkiefers sprechen »vierundvierzig«, die Zunge, der vordere Gaumen und die Oberkieferschneidezähne »siebenundsiebzig«. Das gezielte Üben dieser Laute hilft Ihnen besonders in der Eingewöhnungsphase. Jeder Text, der Sie interessiert, bietet genügend solcher Worte, die Sie dann beim Lesen auch laut mitsprechen sollten. Wenn »Fischers Fritze ...« unproblematisch wird, haben Sie Ihre Mitmenschen, die keine Vollprothese brauchen, an Zungenfertigkeit schon weit überholt.

Immediatprothesen (Sofortprothesen)

Die Notwendigkeit der Herstellung einer Sofortprothese stellt aus zahnheilkundlicher Sicht an sich schon ein Dilemma dar. Sie wird hergestellt, wenn zwar ein Restbestand vorhanden ist, aber einige der verbliebenen Zähne, im schlimmsten Falle auch alle, nicht mehr erhalten werden können.

Das Vorgehen ist dasselbe wie oben beschrieben, nur werden die Zähne auf dem Gipsmodell vom Zahntechniker zwischen der Anprobe und dem Termin zum Einsetzen radiert, sie werden also weggeschliffen und durch Prothesenzähne ersetzt. Der Zahnarzt zieht sie dann beim Einsetztermin. Die Prothese dient so nicht nur als Zahnersatz, sondern in den ersten Wochen auch als Wundverband. Da der Kieferkamm während der ersten Wochen, der Heilungsphase, seine Form verändert, muß eine solche Prothese in dieser Zeit nachgearbeitet und/oder unterfüttert werden.

Interimsprothesen

Eine Interimsprothese ist eine rein durch die zahnlosen Kieferabschnitte getragene, mit gebogenen Klammern am Restgebiß verankerte Teilprothese. Druck, der auf eine solche Prothese ausgeübt wird, wird nur vom zahnlosen Kieferkamm aufgenommen. Die Klammern dienen ausschließlich dem Halt gegen abziehende Kräfte.

Dies ist eine denkbar ungünstige Kombination, wie auch durch die Beschreibung im ersten Abschnitt dieses Buches deutlich wird (s. S. 41, 42).

Der Zahnhalteapparat – eigentlich gerade zur Druckaufnahme konstruiert – wird nicht belastet. Die Kieferkämme, für die Druck eine unphysiologische Krafteinwirkung darstellt, müssen Druck ertragen. Aus diesen Gründen sollen Interimsprothesen nur so lange getragen werden, wie der Behandlungsfall dies notwendig macht.

Dafür zwei Beispiele: War eine Extraktion im Frontzahnbereich unvermeidlich, so braucht der Knochen, um seine endgültige Form anzunehmen, Zeit. Diese Zeit muß abgewartet werden, um das Brückenglied einer festsitzenden Versorgung richtig gestalten zu können. In dieser Zeit möchte natürlich niemand mit einer Frontzahnlücke leben. Daher wird so lange eine kleine Interimsprothese im Sinne eines Provisoriums angefertigt.

Ein anderer Fall wäre derselbe, der weiter oben als Indikation für eine Immediatprothese angesprochen wurde: Ein Patient kommt mit einem Restzahnbestand, bei dem kein Zahn mehr zu erhalten ist. Wenn einem solchen Patienten die totale Sofortprothese nicht zuzumuten ist, wenn er schrittweise an herausnehmbaren Zahnersatz herangeführt werden soll, dann ist eine solche Versorgung, die Stück für Stück erweitert werden kann, denkbar.

Auf Dauer sind herausnehmbare Prothesen mit gebogenen Klammern jedoch schädlich für den Restzahnbestand und die zahnlosen Kieferabschnitte; sie haben nur als Übergangslösungen ihren Sinn.

Klammergestützte Teilprothesen

Bei einem Restzahnbestand und ausgedehnten Lücken, die festsitzend nicht mehr zu versorgen sind, werden herausnehmbare Teilprothesen angefertigt. Eine mögliche Art sind klammergestützte Teilprothesen.

Es ist bei der Entscheidung, ob ein Restgebiß noch festsitzend oder schon herausnehmbar zu versorgen ist, vieles in Betracht zu ziehen. An erster Stelle sollte geprüft werden, ob die verbliebenen Zähne und der Zahnhalteapparat eine festsitzende Lösung noch erlauben. Klar ist, daß sich den meisten Patienten der festsitzende Zahnersatz als der sympathischere Weg darstellt (den meisten Zahnärzten übrigens auch!). Die herausnehmbare Versorgung ist leichter zu erweitern, und hier spielt die Kostenfrage bei der derzeitigen gesetzlichen Kassenbezuschußung eine wichtige Rolle. Es sind darüber hinaus die Akzeptanz und psychologische Konstitution des Patienten, sein Interesse an und seine Fähigkeit zur

Mundhygiene und eben die Prognose eines jeden verbliebenen Zahnes ins Kalkül zu ziehen.

Ist nun die Entscheidung zur herausnehmbaren Teilprothese gefallen, dann gilt es, die günstigste Konstruktion sowohl nach den für alle Fälle gültigen Regeln wie auch nach den Notwendigkeiten des Einzelfalles zu finden.

Prothesen mit Gußklammern werden heute auch in den prothetischen Abteilungen der Universitätskliniken hergestellt und eingesetzt. Wie das, nach der deutlichen Kritik an Klammern bei der vorausgegangenen Besprechung der Interimsprothese? Man muß dazu wissen, daß die vermessene, abgestimmte Gußklammer, die bei klammergestütztem Ersatz benutzt wird, mit der Drahtklammer außer der optischen Ähnlichkeit und der Sicherung gegen abziehende Kräfte wenig gemein hat.

Die mit der Zange gebogene Klammer hat einen runden Querschnitt und liegt daher dem Zahn immer nur punktförmig an. Der Querschnitt der gegossenen Klammer (Abb. 54 a) gewährleistet die flächige Anlage an den Zahn. Sie wird erst hergestellt, nachdem das Modell des zu versorgenden Zahnbogens in einem Vermessungsgerät untersucht wurde und die ideale Lage für jede Klammer bestimmt werden konnte. Aus Wachs wird sie an den Zahn angelegt und dann – ähnlich wie eine Krone – gegossen. Für die Gußklammer werden Auflagen in die betreffenden Zähne präpariert (Abb. 54 b). So ist es möglich, die Klammerauflage in den Schmelz des Zahnes einzulassen und damit die Kaufläche an dieser Stelle nicht zu erhöhen. Die Auflage bezieht den Zahn in die Druckbeanspruchung der Prothese mit ein. Man spricht nun von gingival-parodontal getragenem Zahnersatz (die zahnlosen Kieferabschnitte und den Zahnhalteapparat der verbliebenen Zähne beanspruchenden Zahnersatz). Brücken dagegen

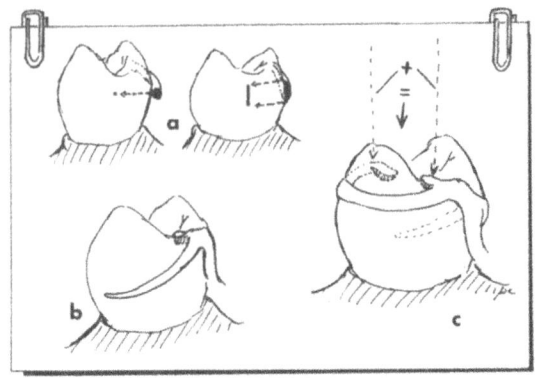

Abb. 54 a–c. Klammern. **a** Der Unterschied bei gebogener und gegossener Klammer in der Anlagerungsfläche. **b** Leicht eingeschliffene Auflagen erhalten die Form der Kaufläche. **c** Zwei Auflagen ergeben günstige Belastung in der Achsenrichtung des Zahnes.

sind rein parodontal, Totalprothesen rein gingival getragen.

Die Druckbelastung des Zahnes liegt bei einer Auflage knapp neben seiner Zahnachse, bei zwei Auflagen kann der Zahn in der Zahnachse belastet werden. Diese Belastung ist für den Zahnhalteapparat ideal (s. S. 40 mit Abb. 22; Abb. 54 c).

Die gegossene Klammer ist also besser als ihr Ruf. Sie hat aber einen großen Nachteil: Ein Klammerarm, der in den sichtbaren Bereich zu liegen kommt, wirkt nicht gerade schön! Sehr häufig sind aber die im Restgebiß verbliebenen Zähne bereits so stark gefüllt, daß sie mit Kronen versorgt werden müssen und sich dadurch alternative Möglichkeiten anbieten. Diese gehören unter die Überschrift: Kombinierter Zahnersatz.

Kombinierter (festsitzend-herausnehmbarer) Zahnersatz

Bei einer umfassenden Sanierung eines Restgebisses ergibt sich häufig für die einzelnen Zähne eine sehr unterschiedliche Prognose. Manche Zähne sind, nachdem Karies und insuffiziente (nicht mehr funktionstüchtige oder schadhafte) Füllungen entfernt wurden, nur noch mit einer Überkronung zu erhalten. Andere Zähne müssen wurzelbehandelt werden, oder es sind sogar zahnerhaltend-chirurgische Eingriffe nötig. Eine vorausgegangene systematische Parodontalbehandlung (Zahnfleischbehandlung) kann gegebenenfalls den Halt von Zähnen verbessern.

Die prothetische Planung muß all diesen Vorgaben Rechnung tragen. Sie muß den Zustand der einzelnen Zähne berücksichtigen und die sinnvollste Konstruktion für die Kiefer als ganzes und ihr Zusammenspiel darstellen. Sie soll darüber hinaus sowohl den ästhetischen Ansprüchen wie auch den finanziellen Möglichkeiten Rechnung tragen. Der kombiniert festsitzend-herausnehmbare Zahnersatz stellt für viele Patienten die erste (teilweise) herausnehmbare Versorgung dar.

Dieser Übergang fällt verschiedenen Menschen unterschiedlich schwer. Auf jeden Fall bedeutet er für jeden einen entscheidenden Einschnitt. Nun gehört es zu den wichtigsten Aufgaben des Zahnarztes, in solchen Situationen beratend und unterstützend den Patienten in der Eingewöhnungsphase (auch wenn keine fachlichen Probleme wie Druckstellen vorliegen) zu begleiten. Die Prothese im Wasserglas auf dem Nachttisch kennzeichnet in vielen Witzbildern das Greisenalter. Daß der Umgang mit etwas solcherart Belastetem wie herausnehmbarer Zahnersatz auch starken Charakteren massive Probleme bringen kann, ist bekannt. Es ist hier die Aufgabe des Zahnarztes, Ängste verstehen zu lernen und zu akzeptieren. Nur das offene Eingestehen von Angst und Abneigung wird auch den Patienten diese Hürden überwinden lassen. Leugnen von Vorbehalten verhärtet diese. Meist ist nicht der Zahnersatz, sondern die Notwendigkeit des Zahnersatzes, also die Zahnlosigkeit, der Grund für die Abneigung und den Widerwillen gegen herausnehmbare Versorgungen. Mit der Annahme der Lebenssituation, dem Akzeptieren der eigenen Person, geht das Verständnis der Teilprothese als Hilfe für ein gesundes und besseres Leben einher. Ein entscheidendes Moment, diesen Prozeß zu ermöglichen, ist, wie die Versorgung geplant, wie also ein Weg aus dem Dilemma der partiellen Zahnlosigkeit gefunden wurde.

Das geht nur gemeinsam. Fachlich sind sehr oft verschiedene Möglichkeiten gegeben. Jetzt wird erklärt, gezeigt, verglichen, kurz: jetzt wird beraten.

Die Entscheidung wird nicht einzig vom Arzt aus fallen. Andererseits kann der Zahnarzt nicht jedem Wunsch nachgeben. Er muß die Grenzen des medizinisch Sinnvollen aufzeigen und einhalten, sonst würde nicht behandelt, sondern verkauft und bedient. Eine sinnlos kurzlebige festsitzende Versorgung auf einem Zahnbestand von schlechter Prognose ist, auch wenn der Patient genau aufgeklärt und einverstanden, vielleicht sogar begeistert und dazu noch zahlungskräftig ist, nicht sinnvoll. Sie dient nicht der Zahnerhaltung, sondern wirkt ihr entgegen. Die Ideallösung bezüglich der Hygiene und dadurch der Zahnerhaltung kann aber andererseits unter Umständen dem einzelnen Patienten nicht zumutbar sein. Es gibt also auch in dieser Richtung Grenzen psychologischer Art, die der Zahnarzt erkennt.

Um die verschiedenen Möglichkeiten des kombinierten Zahnersatzes aufzuzeigen, stellen wir uns folgen-

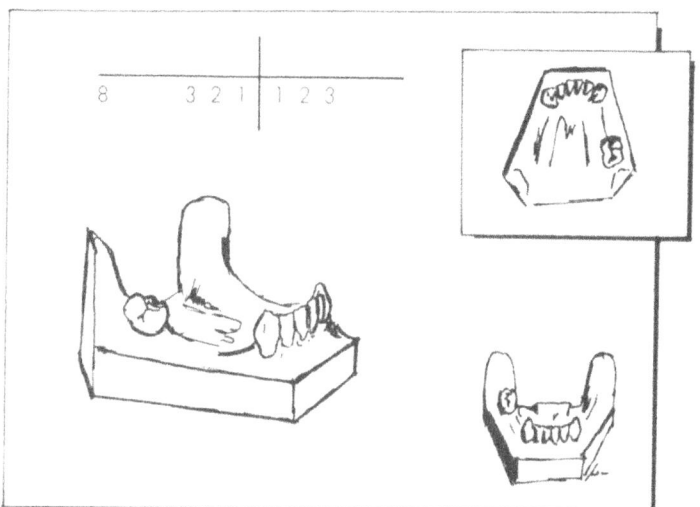

Abb. 55. Der Modellfall...

den Modellfall vor (Abb. 55): In einem Unterkiefer sind nur noch die Frontzähne und Eckzähne erhalten. Zusätzlich konnte auch der Weisheitszahn rechts erhalten werden. Rechts handelt es sich daher um einen »Schaltfall«, also um einen zahnlosen Kieferabschnitt, der von Zähnen begrenzt ist. Auf der linken Seite dagegen fehlt ein hinterer, die Lücke begrenzender Zahn. Diese Situation wird als »Freiendfall« bezeichnet.

Die beiden Eckzähne sind mit sehr großen Füllungen versorgt. Es empfiehlt sich daher, um sie zu erhalten und einen dauerhaften und paßgenauen Zahnersatz herstellen zu können, die Überkronung. Natürlich sollen alle fehlenden Zähne ersetzt werden. Was gibt es für Möglichkeiten?

Klammergestützte Teilprothesen mit Kronen

Erstmal werden alle Zähne, bei denen es notwendig ist, von insuffizienten Füllungen und Karies befreit und mit funktionstüchtigen Füllungen versehen. Auch das Zahnfleisch wird nötigenfalls behandelt. Diesen Vorspann müssen Sie sich bei allen folgenden Vorgängen dazudenken.

Nun machen wir genau das, was nötig ist und keinen Strich mehr. Die Eckzähne werden überkront, die fehlenden Zähne ersetzt (Abb. 56 a). Halt ergibt sich durch gegossene Klammern (s. S. 176), fertig. Wie weiter oben schon erwähnt, eine zweckmäßige und funktionell ausreichende Versorgung. Hauptsächlich aber die preiswerteste (= kassenwirtschaftlichste), aber nicht jedermanns Sache (wegen der Klammern).

Gibt es Alternativen? Und wie!

Konus- und Teleskopkronen

Auch hier werden die Eckzähne – weil ihr Zustand es erfordert – überkront. Es werden jedoch »gedoppelte Kronen« hergestellt. Die Zähne erhalten Primärkronen, die eine ähnliche Form haben wie der präparierte Zahn. Sie dienen als Schutz für die präparierten Zähne und als Führung für die Sekundärkronen, die fest mit dem herausnehmbaren Teil verbunden sind (Abb. 56 b). Die Sekundärkronen haben das Aussehen natürlicher Zähne und stellen das Halteelement der Prothese dar. Der Zahn ist ideal in seiner Achse belastet. Der Unterschied zwischen Konus- und Teleskopkronen liegt in der Form der Primärkrone. Teleskope sind annähernd zylindrisch; Koni haben, wie der Name schon sagt, einen stärkeren Neigungswinkel. Aber auch diese Versorgung hat ihren

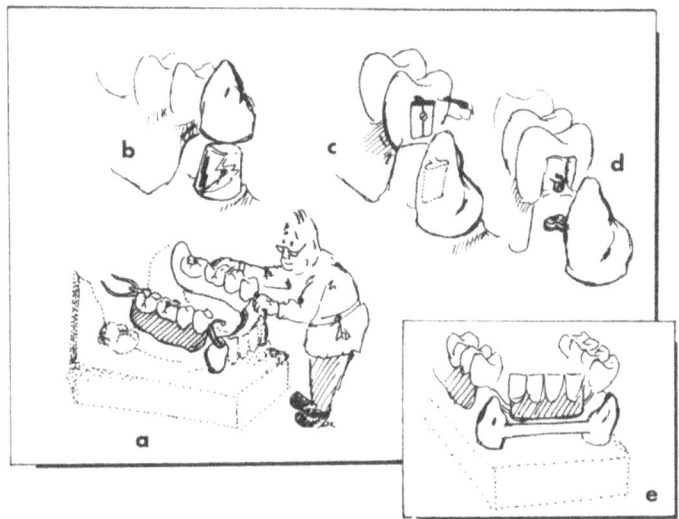

Abb. 56 a–e. ... und seine Lösungsmöglichkeiten. **a** Kronen und Klammern; **b** Konus- oder Teleskopkronen; **c** Geschiebe; **d** »Druckknöpfe«; **e** der Steg.

Schwachpunkt. Ist die Prothese nicht im Mund, dann stehen die beiden überkronten Zähne als kleine metallische Stümpfe neben ihren Nachbarn. Das ist ein Anblick, den nicht jeder – auch wenn er sich nur bei der täglichen Mundpflege und dem Partner gegenüber bietet – ertragen möchte.

Geschiebe

Bei einer Versorgung mit Geschieben werden wieder – wie im Fall mit den Klammern – die gesamten Kronen fest eingesetzt. Der herausnehmbare Teil hält sich jedoch nach dem Nut- und Feder-Prinzip an einer

Fräsung im unsichtbaren Bereich (Abb. 56 c). Diese Versorgung bietet sich z. B. dann an, wenn damit zu rechnen ist, daß der Patient sich nicht mit dem ästhetisch ungünstigeren Bild von Primärkoni arrangieren kann, oder wenn noch viele kronenpflichtige Zähne nebeneinander stehen. Die Keramikverblendung der Geschiebekrone kann auch ästhetisch ansprechendere Lösungen ermöglichen als die kunststoffverblendeten Konuskronen. Verblockte (am Kontaktpunkt miteinander verbundene) Kronen können bei dieser Versorgung auch einzelne schwache Zähne entlasten (»der eine trage des anderen Last«).

»Druckknöpfe«

Der Name steht umgangssprachlich für einige Systeme, die nach dem folgenden Prinzip funktionieren. An meist zwei miteinander verblockten (verbundenen) Kronen ist ein kleiner Anhänger mit runder Aussparung befestigt. An diese Aussparung paßt sich eine Positivform ein, die beim Einsetzen und Herausnehmen leicht zusammengepreßt wird (Abb. 56 d).

Stege

Stege funktionieren nach einem ähnlichen Prinzip. Es sind hier zwei Zähne fest miteinander verbunden (Abb. 56 e). Daraus ergibt sich eine primäre Verblockung der beiden präparierten Pfeiler miteinander und eine stärkere parodontale Belastung sowie eine geringere Belastung der zahnlosen Kieferabschnitte. Sie können zwischen gedoppelten oder einfachen Kronen liegen. In unserem Fall sind beide Varianten nicht nützlich. Wenn

z. B. nur noch die Eckzähne erhalten sind, können Stege sinnvoll sein.

Riegel

Wie der Name beschreibt, sind Riegel zusätzlich für den Halt sorgende Elemente. Sie können festgestellt werden, d. h. die Prothese kann in verriegeltem Zustand gar nicht vom Lager abgehoben werden. Es gibt eine Menge solcher Möglichkeiten, die jedoch bei Bedarf im Einzelfall besprochen werden sollten.

Es gibt unter Umständen noch weitere Möglichkeiten, diesen Modellfall zu versorgen (z. B. mit Implantaten und darauf festsitzenden Brücken). Hier sollten aber die gängigen herausnehmbaren Lösungen verdeutlicht werden. Natürlich gibt es auch noch eine Vielzahl von anderen Verbindungselementen, Exoten, wie zum Beispiel die beweglichen Verbindungen zwischen festsitzendem und herausnehmbarem Teil, die sehr umstritten sind. Welche Lösung wann zum Einsatz kommt, sollte hauptsächlich von der Stellung und Belastbarkeit der Zähne, dem Zustand des Zahnhalteapparates, der manuellen Geschicklichkeit des Patienten, seinem Mundhygieneverhalten und last not least seinen Bedürfnissen abhängen. Es sollte aber nicht von seinen finanziellen Möglichkeiten und seiner Krankenversicherung abhängen!
Es sollte.

Die Prophylaxe

8 Prophylaxe
ist auch Angstabbau

Das Wort stammt vom griechischen prophylássein (= verhüten) ab. Die Prophylaxe ist der wichtige Teil der Medizin, der sich mit der Verhütung von Krankheiten befaßt. Sie hat den gleichen Stellenwert wie die Therapie, also die Behandlung von Krankheiten. Darüber hinaus sollte sie einen erheblich größeren Kreis von Nutznießern haben als die Therapie, nämlich eigentlich alle Menschen, die noch Zähne im Mund haben. Das Interesse an Prophylaxe erwacht häufig erst nach einer Therapie, also wenn Behandlung schon notwendig war. Es schläft im Zuge der allgemein menschlichen Trägheit aber auch schnell wieder ein. Bei Ihnen natürlich nicht, Sie lesen ja noch!

Die Schwierigkeit liegt jedoch nicht nur auf Seiten des solcherart Beratenen. (Jetzt verliert auch das Wort Patient den Sinn, Patient ist in diesem Sinne jeder). Die Prophylaxe bleibt auch nach dem Gesundheitsstrukturgesetz vom 1. 1. 1993 ein Stiefkind in den kassenzahnärztlichen Verträgen.

Die regelmäßige eingehende Untersuchung ist ein Teil der Prophylaxe, die in der Zahnarztpraxis stattfindet (Abb. 58). Prophylaxe kann hier durchaus im doppelten Sinne verstanden werden. Sicher dienen regelmäßige Untersuchungen in erster Linie der Früherken-

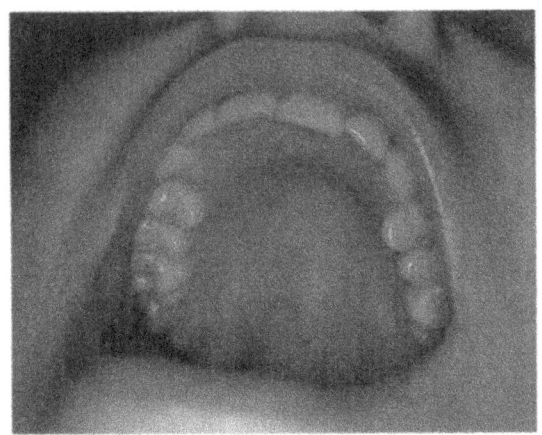

Abb. 57. Ein leider seltenes Bild: ein gesunder Zahnbogen im Überlick.

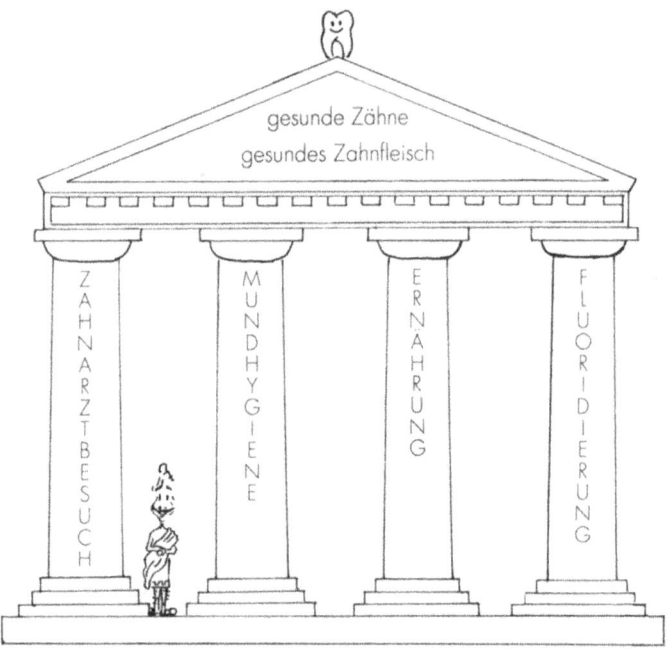

Abb. 58. Die vier Säulen der Prophylaxe.

nung und Verhütung u. a. von Karies und von Parodontalerkrankungen. Prophylaktisch wirken sie aber auch in bezug auf Ihre Angst vor der zahnärztlichen Behandlung, falls diese einmal nötig wird.

Wenn die Praxis ein Ort ist, den man selten, gezwungen und nur getrieben durch Schmerzen aufsucht, wenn also jedesmal eine Behandlung erkrankter Zähne notwendig ist, dann ist es doch klar, daß sich mit Zahnarzt Angst verbindet. Wenn ein ehrlicher Zahnarzt jedesmal eine bessere Mundhygiene (wegen mangelnden »Trainerbesuchs«) anmahnen muß, dann ist es doch verständlich, daß er unsympathisch wird. Wenn Sie mit einer Zahnarztpraxis nur unangenehme Erfahrungen in Verbindung bringen können, dann ist es doch fast zwingend, daß Ihre Angst sich in immer größere Höhe schraubt. Jedoch soll nicht unterstellt werden, daß Angst sich nur aus dem genannten Fehlverhalten entwickelt. Die Grundsteinlegung solcher Ängste hat man meist gar nicht bewußt erfahren. Wurde Ihnen der Zahnarzt als Kind als der Vollstrecker vorgestellt, der Sie für Genüsse, die Sie zu dieser Zeit hatten (den Zuckerkonsum) straft? Oder war er der Buhmann, zu dem man gehen muß, wenn man abends nicht auf der Stelle Zähne putzt und brav ins Bett geht? Was haben Sie an Horrorgeschichten über Zahnärzte gehört, bevor Sie das erste Mal überhaupt einen gesehen haben? Die Gründe für die Angst vor dem Arzt mit der Spritze, der am Kopf behandelt und dessen Instrumente seltsame Geräusche machen, sind vielschichtig.

Vielleicht beruhigt es Sie, daß Zahnärzte, die ja selber hin und wieder behandelt werden, diese Nöte kennen. Ich habe beispielsweise einer Kollegin einen Weisheitszahn entfernen müssen, es handelte sich um eine absehbar unkomplizierte Extraktion. Das war uns beiden nach Auswertung des Röntgenbildes klar. Trotzdem hatte sie große Angst und ließ mich das auch wissen. Sie beschrieb, daß die Geräusche, das Klappern der Instrumente und die Bewegungen am Zahn ihre Angst steigerten. Wir merkten, daß es ihr besser ging, wenn eine Helferin ihr den Kopf hielt. Dabei lagen die Hände der Helferin auf den Ohren meiner Kollegin, und sie mußte das Klappern der chirurgischen Instrumente nicht mehr hören. Eine Lösung, die sicher nicht jedermanns Sache wäre, ihr aber half. Wir wären nicht darauf gekommen, wenn wir nicht besprochen hätten, was genau die Angst verursacht. So konnten wir die Behandlung trotz der Angst und mit ihr durchführen. Teilen auch Sie sich mit, und lassen Sie Ihren Behandler wissen, was los ist. Sie erleichtern sich und ihm damit die Behandlung.

Patient und Zahnarzt können als Team die Ängste überspringbar werden lassen (ein großer Erfolg), wenn nicht gar abbauen (ein langer Weg und das eigentliche Ziel). Es ist deutlich, daß Ängste sich in langen Zeiträumen aufbauen und festigen. Mindestens ebensoviel Zeit muß man sich lassen, daran zu arbeiten.

Schritte auf diesem Weg sind die regelmäßigen Untersuchungen mit prophylaktischer Beratung und, falls nötig, Belagsentfernung. Das sind überschaubare und absehbare Termine. Sie wissen, was passiert und erleben die Zahnarztpraxis in entspannter Atmosphäre und schmerzfrei. Sie werden mit völlig anderem Gefühl zu den Kontrollterminen kommen. Sie erhalten sich so in einem wichtigen Bereich gesund und erhalten neue Motivation zur Pflege Ihres Mundes und Ihrer Zähne.

Der Zahnarzt wird allzuoft nur als Therapeut (umgangssprachlich heißt das Zahnklempner) verstanden, ausgebildet und bezahlt. Ein guter Therapeut muß er auch sein. Genauso aber – und mit ebensolcher Freude am Erfolg – ist er Berater, also prophylaktisch tätig.

Sie sind mit Recht anspruchsvoll, was Behandlung und Therapie durch Ihren Zahnarzt betrifft, seien Sie genau so anspruchsvoll sich selbst gegenüber, wenn es um Ihre Mitarbeit bei der Verhütung von Zahn-, Mund- und Kieferkrankheiten geht. Anspruchsvoll in diesem Falle heißt, den Rat anzunehmen und – noch entscheidender – ihn umzusetzen.

Kein Mensch ist zufällig fit, gesund und leistungsfähig. Vielmehr verwenden diejenigen, die das sind, einen guten Teil ihrer Konzentration, Disziplin und Zeit auf die Gesunderhaltung ihres Körpers. Keiner erscheint auch zufällig chic und gepflegt, das kostet immer auch Einsatz und Zeit. Nehmen Sie sich die Zeit, die Sie für die Gesunderhaltung Ihres Körpers, also auch der Zähne, brauchen. Lassen Sie sich motivieren. Jeder Manager wird motiviert, sogar auf Geschäftskosten! Und wenn Ihnen das Klischee vom schwerreichen Zahnarzt gefällt, der an Ihnen nicht auch noch verdienen soll, dann nehmen Sie eben das als Motivation zur Pflege Ihrer Zähne.

Zahnpflege gehört zum Tagesbeginn wie zum Ende eines Tages. Der verkaterte Tag mit der Katzenwäsche ist ebenso unerquicklich wie die Nachtruhe ohne vorausgegangene Abend-Toilette. Würde jede, die sich morgens schminkt und würde jeder, der sich morgens rasiert, genauso aufwendig die Zähne putzen, es stände besser um die Zahngesundheit. Würde sich jede/r, die/der sich abends zum guten Schlaf nochmals einen (?) genehmigt, sich mit gleicher Regelmäßigkeit der Mundhygiene widmen, erledigte sich die Amalgamdiskussion wegen Geringfügigkeit. Gerade aber das erste Beispiel, die Notwendigkeit von Rasur oder Schminken am Morgen und die Lässigkeit in der Mundhygiene (auch Pfefferminzdrops »schaffen beruhigend frischen Atem«) sollte Sie stutzig machen. Für wen rasieren/schminken

Sie sich? Für Ihre lieben Mitmenschen! Für wen pflegen Sie Ihre Zähne? Für sich! An wem sparen Sie also Zeit?

Beginnen Sie jetzt damit, sich in den Mittelpunkt zu stellen! Mit einer regelmäßigen und intensiven Mundhygiene pflegen Sie einen Teil Ihres Körpers, den nicht jeder sieht, der Ihnen aber zu jeder Tages- und Nachtzeit eine große Zahl von Eindrücken vermittelt, also nicht nur die »Kauwerkzeuge«.

Ein Professor für Zahnerhaltungskunde äußerte sich auf einer Fortbildung, die ich besuchte, zum Thema der Notwendigkeit von optischen Feinheiten bei zahnfarbenen Seitenzahnrestaurationen. Er hielt diese nicht für wichtig und meinte: »Wenn jemand die Kaufläche eines Ihrer Backenzähne im Oberkiefer sieht, dann ist er entweder Zahnarzt oder er wünscht ein intimes Verhältnis.«

Ja, und gerade die zweite Gruppe sollte nun nicht enttäuscht sein beim »näheren Kennenlernen«.

Genug Gründe also, um einzusteigen oder »am Ball zu bleiben«. Beginnen Sie Ihren gesunden und körperbewußten Tag mit einer guten Mundhygiene, und beenden Sie ihn damit. Mir liegt viel an dem folgenden Kapitel, ich hoffe, Sie lassen sich anstecken!

9 Vom Zähneputzen

Technik

Es gibt eine ganze Menge verschiedener Praktiken. Die am häufigsten angewandte ist die, bei der die Zahnbürste ähnlich wie eine Klobürste geführt wird, also wild-bewegt, um die leidige Angelegenheit alsbald hinter sich zu haben. Auf den Kauflächen und den Seitenflächen der Zähne wird im »furioso« geschrubbt, bis es schäumt. Da Sie aber nun über die Form von Zähnen und Zahnfleisch informiert sind (s. S. 20), da Sie auch wissen, wie Karies und Zahnfleischerkrankungen entstehen (s. S. 54, 73, 116), was Zahnstein ist und wo er zuerst gebildet wird, ist das Ihre Putztechnik nicht mehr.

Sie würden – wenn Sie jetzt aufhörten zu lesen – ohne Zweifel selber auf die unten beschriebene Art des Zähneputzens kommen. Mein Buch wäre dann aber um einen Absatz ärmer und einfach nicht komplett. Also lassen Sie mir den Spaß, es zu erklären.

Zunächst einmal putzt man die Zähne, wie man sie auch als Zahnarzt behandelt, nämlich mit »leichter Hand«. Das heißt, Sie führen die Zahnbürste nicht mit Druck, sondern bestenfalls mit dem Eigengewicht Ihrer Hand. Nun gehen Sie zuerst einmal den Ort an, wo die Beläge sich primär sammeln (s. S. 32, 33, 43), nämlich

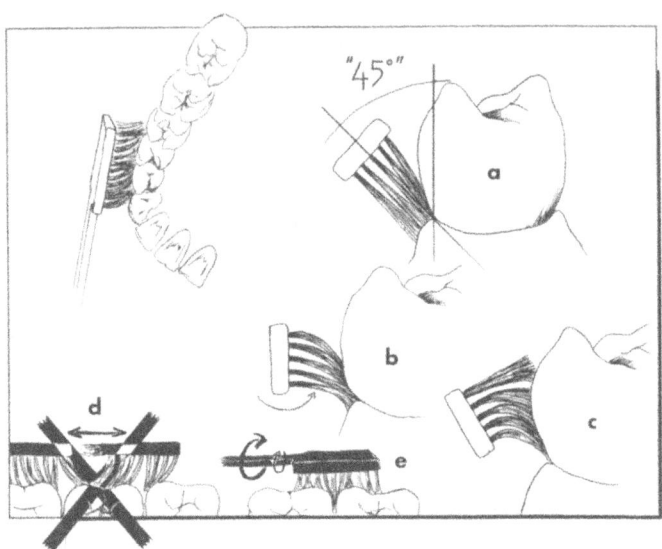

Abb. 59 a–e. »Eine Zahnbürste zu besitzen ist Zivilisation, sie zu benutzen ist Kultur.« – Die richtige Technik.

den gingivalen Sulcus (Abb. 59 a). Hier setzen Sie die Zahnbürste schräg an. Menschen, die alles messen und optimieren wollen, geben den 45° Winkel an, das aber nur vollständigkeitshalber (wer viel mißt, mißt viel Mist). So erreichen Sie auch die Bereiche unterhalb der bauchigen Wölbung an der Zahnaußenfläche. Diese Bürstenstellung von oben betrachtet, erlaubt den Borsten auch das Reinigen der Zahnzwischenräume (Abb. 59 e), was bei der »Klobürsten-Technik« nicht möglich ist (Abb. 59 d).

Nun beginnen Sie mit kleinen vibrierenden Bewegungen. So werden die Beläge vom Zahn und aus dem Sulcus gelockert. Wie lange Sie vibrieren sollten? Sie werden erstaunt sein, aber es reichen etwa 3 Sekunden an einer Stelle, – um wieder von der Meßzahl wegzukommen, etwa so lange, wie Sie brauchen um verständlich: »Wem empfehle ich dieses Buch« sagen zu können. Wenn Sie es eilig haben, reicht auch: »Keinem, heut' verleihe ich's!« (2 Sekunden). Aber nicht einreißen lassen!

Sind die Beläge auf diese Art gelockert und das Zahnfleisch massiert, dann beginnen Sie mit der eigentlichen Reinigung. Dazu bringen Sie die Zahnbürste wieder in die gleiche Stellung wie vorher (Abb. 59 a) und wischen nun von rot nach weiß, also vom Zahnfleisch zum Zahn (Abb. 59 b, c). Diese Wischbewegungen kommen aus dem Handgelenk. Eine zweckmäßige Zahnbürste erfaßt mit ihrem Borstenkopf ein bis zwei Zähne. Für eine Stellung, also zwei Zahnzwischenräume, sollten Sie sechs bis acht mal auswischen. Die Kauflächen der Zähne sollten Sie nun mit kleinen kreisenden Bewegungen bürsten. An den Innenflächen der Frontzähne müssen Sie, um jeweils den gesamten Zahn zu erreichen den Bürstenkopf mit der schmalen Seite ansetzen und nach außen bürsten. Dabei spritzt natürlich immer etwas Zahnpasta vom Bürstenkopf. Am gesprenkelten Badezimmerspiegel erkennen sich die Insider! (Abb. 60, 61)

Sicher dauert das Zähneputzen jetzt in der Eingewöhnungszeit länger als vorher. Auch werden Sie zu Beginn durch die Drehbewegungen im Handgelenk Ihren rechten Unterarm deutlich spüren. Wenn Sie sich aber daran gewöhnt haben, kommen Sie mit fünf Minuten leicht aus. So haben Sie im Vergleich zu den anderorts empfohlenen sieben Minuten sogar morgens noch zwei Minuten Frühstück gutgemacht, und das kann die entscheidende zweite Tasse Kaffee bedeuten! Man putzt natürlich sinnvoller Weise nicht vor, sondern nach dem Frühstück, wie auch nach dem Mittag- und Abendessen. Weitere Putztechniken zeigt Ihnen, wenn deren Notwendigkeit besteht, Ihr Zahnarzt.

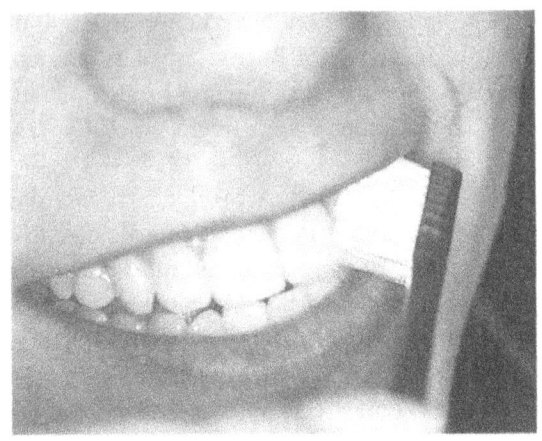

Abb. 60. Die richtige Handhabung einer intakten Zahnbürste erhält die Zähne und Zahnfleisch gesund.

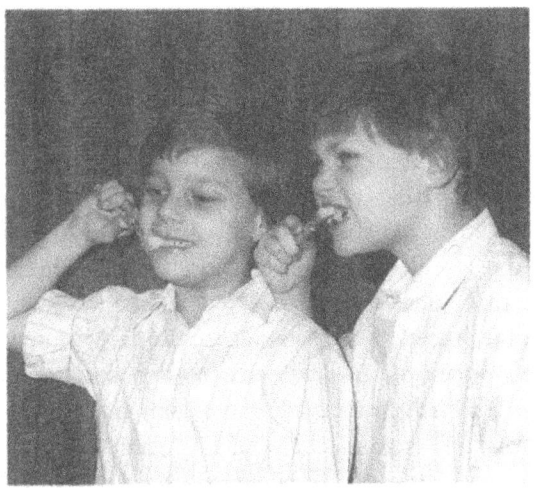

Abb. 61. Wettkampfstimmung.

Bürste

Ich bin immer wieder erstaunt über den Einfallsreichtum der Zahnbürstenhersteller. Falls es Sie motiviert, eine Bürste mit geknicktem, gestauchtem oder wie auch immer verformtem Griff zu haben, dann sollten Sie sich das gönnen. Wesentlich ist es nicht. Erfahrungsgemäß kann ein starrer und gerader Stiel leichter geführt werden. Wichtig ist ein nicht zu großes Borstenfeld. Ein bis zwei Zahnbreiten sollten Ihnen ein Anhalt für die richtige Größe sein. Unter den Abstufungen in der Borstenhärte empfiehlt sich, eine »weiche« oder »mittelharte« Bürste zu wählen. Spezielle Ausnahmen läßt Sie Ihr Zahnarzt wissen. Diese werden aber eher der vorübergehende oder andauernde Gebrauch einer sehr weichen Bürste sein. Die Meinung »je härter, desto sauberer« ist verbreitet, aber falsch. Viele Hochmotivierte traktieren mit härtesten Zahnbürsten büßerhaft und bis zur Selbstkasteiung Zahnhälse und Zahnfleisch. Man hat dabei das Gefühl, etwas getan zu haben für seine Zähne. Hat man auch, nur eben nichts Gutes (Abb. 62, 63).

Die Borsten der Zahnbürste sollten in vielen einzelnen Büscheln angeordnet sein (»multitufted«), die parallel zueinander stehen und auf gleicher Höhe enden. Entscheidend ist auch eine gute Abrundung der Borstenenden.

Daß Bürsten mit Naturborsten überhaupt noch verkauft werden, ist eine Zumutung. Es läßt sich nur daraus erklären, daß das Wort »Natur« eben eine große Kaufbereitschaft weckt. Jede einzelne Borste dient mit ihrem Haarkanal Generationen von Mikroorganismen als Heimstatt. Die Enden der Naturborsten sind scharfkantig und splittern nach mehrmaligem Gebrauch in viele feine Stacheln auf.

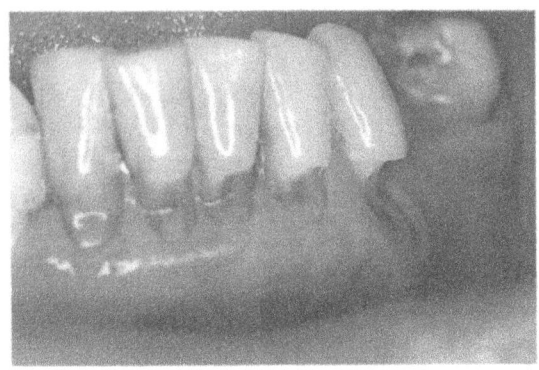

Abb. 62. Solche Schäden können durch falsche Putztechnik entstehen.

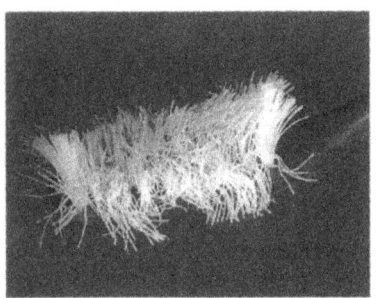

Abb. 63. ... Zeichen für falsche Putztechnik an der Zahnbürste.

Das Wichtigste an einer Zahnbürste ist aber, daß sie überhaupt vorhanden ist. Im Jahr 1987 wurden von nur 55 % aller bundesdeutschen Haushalte Zahnbürsten gekauft. Es ist absolut nicht die Norm, daß jedes Familienmitglied über eine eigene Zahnbürste verfügt.

Auch Zahnbürsten mit synthetischen Borsten sind keine einmalige Anschaffung. Sie sollten nach drei Monaten ersetzt werden. Die Zahnbürste selber braucht ebenfalls eine gewisse Pflege. Nach dem Putzen reinigt

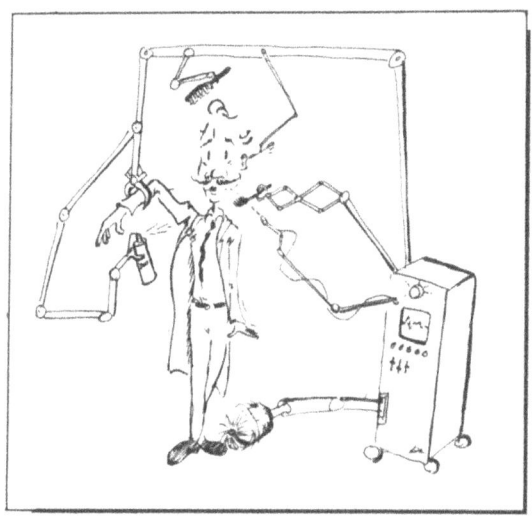

Abb. 64. Zur Pflege nicht mehr Apparate als notwendig.

man sie unter fließendem Wasser. Zum Trocknen sollte sie mit dem Bürstenkopf nach oben in den Becher gestellt werden.

Elektrische Zahnbürsten funktionieren nach unterschiedlichen Prinzipien. Der Bürstenkopf schwingt linear oder elliptisch, bei manchen Modellen rotiert er oder auch die einzelnen Borstenbüschel. Solche Zahnbürsten sind für bewegungsbehinderte Patienten sicher sehr von Nutzen. Ältere Menschen können sich mit einer manuellen Zahnpflege schwer tun. Auch in diesen Fällen hat die elektrische Zahnbürste einen Sinn. Wer aber in seinen Bewegungen nicht eingeschränkt ist, braucht solche Zahnbürsten nicht. Nach der oben beschriebenen Technik putzen Sie gründlicher und treten die Verantwortung für Ihre Zahngesundheit nicht an ein Maschinchen ab (Abb. 64). Es tut gut und ist wichtig, selber und eigenhändig für den Erhalt seiner Gesundheit gesorgt zu haben. Elektrische Zahnbürsten liegen im Trend einer Konsum-Medizin: Draufhalten, einschalten und die Maschine machen lassen. Das ist keine bewußte Pflege.

Zahnpasten

Von vorn herein: Die Zahnpaste ist nicht der entscheidende Punkt bei der Zahnpflege. Der Eindruck, der durch die Zahnpastenwerbung immer wieder entsteht (»ich, als Zahnarztfrau, verwende...«), man brauche nur die richtige »Geheimwaffe« und sei dann aller Probleme ledig, ist falsch. Einzuschränken ist, daß regelmäßige Verwendung einer Zahnpaste mit einem Fluoridzusatz erwiesenermaßen den Kariesbefall vermindert. Mittlerweile haben nahezu alle angebotenen Pasten – in unterschiedlicher Bindung – diesen Zusatz. Zahnpasten gelten rechtlich als Kosmetika, was leider dazu führt, daß die genaue Zusammensetzung nicht angegeben werden muß. Sie beinhalten grundsätzlich:

- Putzkörper, das sind Partikel, die helfen sollen, Beläge von den Zähnen zu entfernen. Verstärkt und gröber sind sie in den Zahnpasten zu finden, die in der Werbung weiße Zähne versprechen und sich besonders an Raucher, Kaffee- oder Teetrinker wenden. Von solchen Zahncremes ist wegen ihres übertriebenen Abriebs, besonders am Zahnhals, abzuraten. Lassen Sie sich diese Beläge besser vom Zahnarzt entfernen. Noch besser natürlich, Sie geben das Rauchen auf.
- Binde- und Feuchthaltemittel verhindern das Austrocknen, Konservierungsmittel die bakterielle Zersetzung. Das meist verwandte Konservierungs-

mittel ist p-Hydroxybenzoe-Säure. Auf diesen Inhaltsstoff können allergische Reaktionen vorkommen. Da einige Pasten auch ohne Konservierungsmittel auskommen, ist hier ein Ausweich geboten.

Die »oberflächenaktiven Substanzen«, die Schäumungsmittel also, sind vor einiger Zeit in die Schlagzeilen geraten. Das meistverwandte Tensid, Natriumlaurylsulfat, war Stein des Anstoßes. Die öffentliche Diskussion löste zahlreiche Untersuchungen aus, mit dem Ergebnis, daß die derzeit für Zahnpasten geltenden Dosierungsvorschriften als unbedenklich zu gelten haben. Wichtig dabei ist, daß ein Konzentrat auch auf der Zahnbürste nicht dosiert werden sollte wie eine gewöhnliche Zahnpaste, sondern tropfenweise. Außer Konzentraten bleiben nahezu alle Zahnpasten in ihrem Tensidgehalt unter der vom Bundesgesundheitsamt erlassenen Grenze von 2 %. Sinn der Tenside ist die »Aufschäumung« von durch die Bürste gelösten Belägen, insbesondere in schwer zugänglichen Bereichen. Ich halte das für einen nicht zwingend notwendigen, aber sinnvollen Nebeneffekt, den eine Zahnpaste beim Putzen erbringen kann.

Schließlich, damit es »frisch« schmeckt und auch so aussieht, beinhalten Zahnpasten Geschmacks-, Aroma- und Farbstoffe.

Sie werden sich also mit den derzeit im Handel befindlichen Zahnpasten weder schädigen, noch wird Ihnen die Paste Ihr Engagement für gesunde, saubere Zähne abnehmen.

Die Paste hilft nur dabei. Fluoride härten den Schmelz und hemmen bakterielles Wachstum, durch gering dosierte Tenside können sie einen zusätzlich ausschwemmenden Effekt erhalten; Aromastoffe erfrischen. Putzen müssen Sie.

Zahnseide

Die Stellen des Zahnes, an denen die Karies am häufigsten auftritt (Prädilektionsstellen), sind neben den Fissuren die Approximalflächen, also die Bereiche um die Kontaktpunkte zu den Nachbarzähnen (s. S. 21, 22 mit Abb. 10). Hier gründlich zu reinigen, ist mit der Zahnbürste nicht möglich. Benutzen Sie hierfür die Zahnseide. Machen Sie es sich zur festen Angewohnheit, zumindest abends vor dem Zähneputzen diese Bereiche zu seideln.

Ich weiß, daß regelmäßiger Gebrauch von Zahnseide weit verbreitet für etwas übertrieben gehalten wird. Mich fragte ein Patient mit ansonsten sehr guter Mundhygiene: »Mal ehrlich, wer macht das schon wirklich regelmäßig?«. Auf meine Antwort, ich würde regelmäßig seideln, entgegnete er, daß ich das ja schon von Berufs wegen müsse. Im ersten Moment erscheint diese Antwort witzig. Man muß aber nur kurz darüber nachdenken, dann wird deutlich, sie ist völlig daneben. Ich kenne viele Kollegen, die regelmäßig und gründlich vor jedem Zähneputzen Zahnseide benutzen. Warum? Einfach deshalb, weil sie täglich sehen, wie effektiv das Seideln der Kariesbildung vorbeugt. Es ist immer wieder ausgesprochen ärgerlich, Patienten mit ansonsten guter Mundhygiene approximale Defekte zu diagnostizieren und dann Zähne mit kariesfreier Kaufläche deshalb mit bis zu dreiflächigen Füllungen versorgen zu müssen. Viele solcher Füllungen hätten beim regelmäßigen Gebrauch von Zahnseide verhindert werden können (Abb. 65, 66).

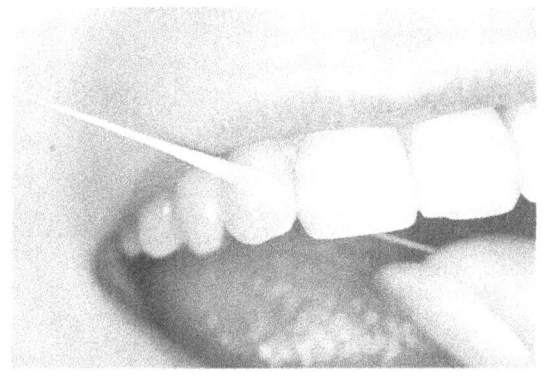

Abb. 65. Bei richtigem Gebrauch fächert sich die Zahnseide auf und reinigt für die Bürste unzugängliche Bereiche zwischen den Zähnen.

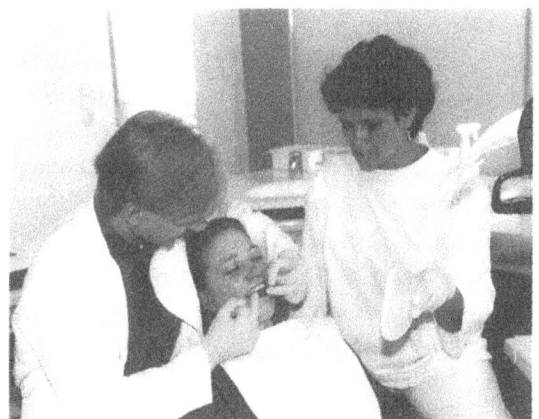

Abb. 66. Beim Mundhygienetraining mit der Zahnseide.

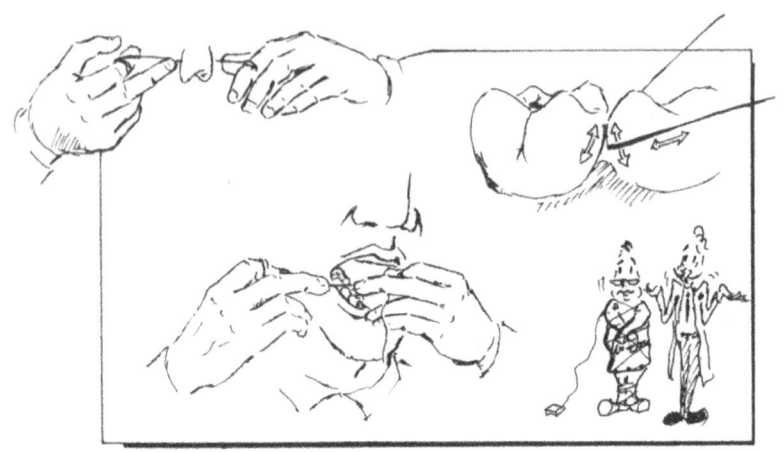

Abb. 67. Zahnseide. Unterschiedliche Haltung im Oberkiefer und Unterkiefer.

Zur Motivation ein Test: Nehmen Sie sich etwa eine Stunde nach gründlicher Zahnreinigung mit der Bürste ein Stück Zahnseide. Die Stunde sollte deshalb eingehalten werden, damit der Mint-Geschmack und Geruch der Zahnpaste etwas verflogen ist. Reinigen Sie nun nach der unten erläuterten Technik einen beliebigen Zwischenraum Ihrer frisch geputzten Zähne im Seitenzahnbereich. So, und jetzt riechen Sie einmal an der Zahnseide. Sie werden einen eindrucksvollen Beweis für die Notwendigkeit der Zahnseide unter der Nase haben.

Wie ist die Zahnseide zu benutzen?

Zunächst einmal: Seien Sie großzügig, Sie erleichtern sich damit den Gebrauch, ein unterarmlanges Stück ist schon notwendig. Jetzt wickeln Sie die Zahnseide locker um die beiden Zeigefinger bis noch etwa fünf cm dazwischen freibleiben. Nun sollten Sie zwei Grundstellungen üben: In einem Fall wird die Seide zwischen den Daumen der linken und den Mittelfinger der rechten Hand geführt. Bei der anderen Grundstellung ist es gerade umgekehrt (Abb. 67 oben). Mit diesen beiden Stellungen kommen Sie zwischen alle Zähne im Oberkiefer. Im Unterkiefer wird die Zahnseide bei beiden Händen über den Mittelfinger geführt.

Wenn Sie auf der linken Seite seideln wollen, führen der linke Daumen und der rechte Mittelfinger. Der rechte Daumen und der linke Mittelfinger führen, wenn sie rechts seideln wollen. Der Daumen, der die Zahnseide führt, liegt immer an der Wange, der Mittelfinger immer im Mund. Zwischen Daumen und Mittelfinger sollte dann noch etwa ein Zentimeter Platz sein.

Bei der Benutzung von Zahnseide ist die »leichte Hand« noch wichtiger als beim Zähneputzen mit der Bürste. Ich habe bei Patienten Schnittverletzungen im Zahnfleisch durch die Zahnseide gesehen. Gehen Sie also nicht zu brutal an die Sache. Beginnen Sie bei einem Zwischenraum, den Sie im Badezimmerspiegel noch gut sehen können, etwa im Unterkiefer zwischen Eckzahn und erstem Prämolaren (dem ersten kleinen Seitenzahn).

Legen Sie die Zahnseide, nachdem Sie sie nach der oben beschriebenen Art gefaßt haben, über den Zahnzwischenraum. Spannen Sie die Zahnseide nun und führen sie leicht hin und her bewegend zwischen die Zähne. Wenn es deutlich schnalzt, war der Druck zum Zahnfleisch hin zu stark, die Spannung der Seide und die horizontalen Bewegungen zu gering. Jetzt tut das Zahnfleisch zwischen den Zähnen weh, weil es einen Peitschenhieb erhielt, fängt an zu bluten, und Sie sind verärgert. Nicht aufgeben! Verschnaufpause, Konzentration und zweiter Versuch am gleichen Zwischenraum auf der anderen Seite. Nun sind Sie mit der Zahnseide glücklich im Zahnzwischenraum angekommen. Sie führen die Zahnseide nun an den Außenflächen der Zähne entlang (Abb. 65, 67). Bis man das Seideln richtig beherrscht, dauert es einige Tage. Selbst bei guter Technik ist es möglich, daß das Zahnfleisch am Anfang noch blutet, weil es eben noch entzündet ist. Das hört innerhalb von zwei Wochen auf (bei guter Technik!). Da dies nur ein Fernkurs sein kann, sprechen Sie Ihren Zahnarzt beim nächsten Besuch auf Zahnseide an, er kann eventuelle Schwierigkeiten und Mißverständnisse ausräumen.

Weitere Mundpflegemittel und -geräte

Spezial-Zahnseide

Für Brückenglieder, die entweder von Anfang an flächig dem Zahnfleisch aufliegen (s. S. 163, 164, Abb. 51) oder für solche, bei denen das Zahnfleisch mit der Zeit den unterspülbaren Raum »besetzt« hat (Vakatwucherungen), reicht die Zahnbürste zur Reinigung nicht aus. Auch bei Stegkonstruktionen (s. S. 184, Abb. 56 e) finden sich nach einigen Jahren nicht selten Vakatwucherungen. Die normale Zahnseide ist zu wenig formstabil, um in solche Spalträume eingefädelt zu werden. Es wurde daher eine Zahnseide entwickelt, die ein verstärktes Ende hat (Abb. 68). Mit diesem Ende kann, wie mit einem Zahnstocher, in den Spalt eingegangen werden. Wenn es eng und schwierig ist, versuchen Sie es mit »zwirbelnden«, das verstärkte Ende rotierenden, Bewegungen. Auf der anderen Seite des Steges oder Brückengliedes wird nun die Spitze des verstärkten Endes gefaßt. Wieder bewegen Sie die Zahnseide hin und her, um den Spaltraum zu reinigen. Der Reinigungseffekt wird dadurch unterstützt, daß das erste Drittel der Zahnseide mit einer flauschigen Verdickung versehen ist, der sich flächig auf den zu säubernden Bereich legt.

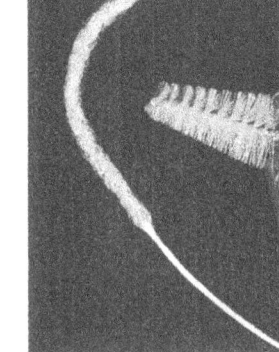

Abb. 68. Zur Pflege schwierig zugänglicher Bereiche unter Brücken und in Nischen zwischen den Zähnen: Spezialzahnseide mit Schaumgummieinlage und Interdentalbürstchen.

Interdentalbürstchen

Bei sehr lückigem Zahnbestand oder deutlichem Zahnfleischrückgang finden sich Winkel und Nischen, die für die Zahnbürste nicht erreichbar und für Zahnseide zu weit sind (Abb. 69). Solche Nischen lassen sich hervorragend mit Interdentalbürsten säubern. Diese Bürstchen sind in verschiedenen Formen erhältlich. Durch einen zentralen Draht gehalten, weisen die Borsten strahlenförmig nach außen. Mittlerweile bieten die Hersteller fast alle auswechselbare Aufsätze an, so daß der Handgriff nur einmal gekauft werden muß. Die relativ preiswerten Bürstchen sollten häufig gewechselt werden, um eine hygienische Funktion zu gewährleisten.

Um die Nischen zwischen den Zähnen vollständig zu reinigen, führen Sie das Bürstchen in den Zahnzwischenraum ein und säubern mit ein- und auswischenden Bewegungen vom Zahnfleisch zum Kontaktpunkt an den Zähnen entlang. Ihr Zahnarzt wird Ihnen den Gebrauch sicher auch noch einmal »live« demonstrieren.

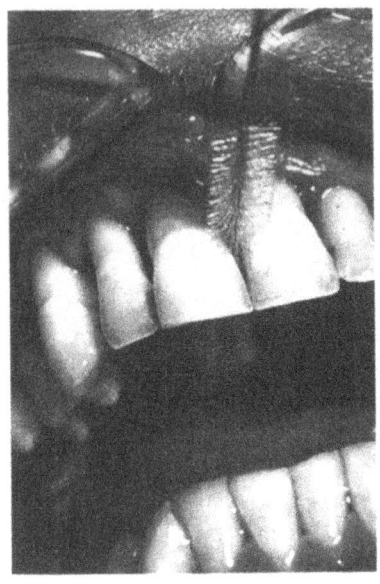

Abb. 69. Das Interdentalbürstchen im Einsatz an Zahnnischen.

Zahnstocher

Vornehmer werden Zahnstocher auch »medizinische Zahnhölzchen« genannt und dienen dem selben Zweck wie die Interdentalbürste. Es handelt sich nur um die für das Zahnfleisch etwas brutalere Variante. Auch die erzielte Reinigung ist deutlich geringer als bei den Interdentalbürstchen. Sie sind erst einmal Nahrungsbröckchen, die sich störend zwischen die Zähne gesetzt haben, los. Sauber von Belägen befreit werden die Zahnoberflächen durch Zahnstocher aber nicht.

Wenn man sich aber vor Augen hält, mit welchen martialischen Methoden Zahnzwischenräume freigestochert werden, zum Beispiel mit Nadeln, Schmuckanhängern, Fingernägeln etc., dann stellen Zahnhölzchen auf jeden Fall die relativ schonendere und hygienischere Methode dar.

Wenn Sie einen Einblick erhalten wollen, wie viele eher untaugliche Möglichkeiten der interdentalen Reinigung es gibt, dann beobachten Sie Ihre Mitmenschen in einer Großstadt werktagmittags zwischen 13°° und 14°° Uhr (Ende der Mittagspause!) in einem Stau vor der roten Ampel. Sie werden tief beeindruckt sein und froh, Interdentalbürstchen oder zumindest Zahnhölzchen zu besitzen.

Mundduschen

Die Munddusche kann die Zahnpflege mit der Bürste weder verkürzen noch ersetzen, wie die Werbung für einzelne solcher Geräte zu suggerieren versucht: Er kommt gestreßt vom Zahnarzt und ist noch völlig verwirrt von der ach so schwierigen Putzanleitung. Sie hat gerade von ihrer Freundin erfahren, daß es die Wunderwaffe gegen seine Probleme gibt. So weiß sie ein gutes Weihnachtsgeschenk, und er muß sich nicht mit komplizierter Putztechnik herumärgern.

Der erste Irrtum ist, daß eine gute Putztechnik kompliziert ist; der zweite, daß sie Ihnen von der Munddusche abgenommen wird.

Die Meinungen in der Fachliteratur zu Mundduschen sind durchaus geteilt. Fest steht, daß, bevor Sie – vgl. elektrische Zahnbürste – sich wieder an's Maschinchen hängen und sich putzen lassen (Abb. 64), die Bürste sinnvoll eingesetzt sein will.

Mundwasser

Ein Mundwasser zum festen Bestandteil der täglichen Mundpflege zu machen, ist einfach nicht notwendig. Wenn Sie ein stark desinfizierendes Mundwasser verwenden, stören Sie überdies noch Ihre physiologische Mundflora. Es kann nach oral- oder parodontalchirurgischen Eingriffen sinnvoll sein, einige Male mit z. B. Chlorhexidindigluconat-Lösung zu spülen. Darauf werden Sie aber hingewiesen und bekommen ein Rezept und eine Anleitung.

Es ist sicher keine Sünde, Knoblauch, Fisch oder andere Genüsse mal mit einer Mundwasserspülung zumindest bedingt zu übertönen. Es bringt aber keinen besseren Atem als das Zähneputzen mit Zahnpaste, ersetzt es auf keinen Fall und sollte nicht zur Regel werden.

10 Prophylaxe beim Zahnarzt

Beratung

Eine prophylaktische Tätigkeit des Zahnarztes ist die Beratung. Soweit das allgemein möglich ist, soll dieser dritte Abschnitt des Buches für Sie ein Leifaden für Ihre häusliche Zahnpflege darstellen. Bei Ihrem Zahnarzt können Sie darüber hinaus individuelle Beratung erhalten. Zur effektiven Beratung gehört in Mundhygienefragen aber auch die Kontrolle. Sehen Sie Ihren Zahnarzt dabei nicht als reinen Kontrolleur, der Sie zu maßregeln hat und Sie vor Anforderungen stellt, die im gewöhnlichen Tagesablauf sowieso nicht zu erfüllen sind. Er ist vielmehr Ihr Trainer und gibt Ihnen die für Ihren Fall speziell interessanten Tips. Glauben Sie mir, daß mancher Zahnarzt insgeheim, oder, wenn er den Mut dazu hat, auch ganz offen die Mundhygieneerfolge einiger seiner Patienten bewundert.

Wie eine solche Beratung vonstatten geht, ist sehr unterschiedlich, und da hat jeder Trainer seinen eigenen Stil. So kann es sinnvoll sein, mit einem Zahnmodell (Abb. 70) Putztechniken gezeigt zu bekommen oder (und das macht die persönliche Beratung unverzichtbar) mit dem Handspiegel die eigene Situation zu sehen.

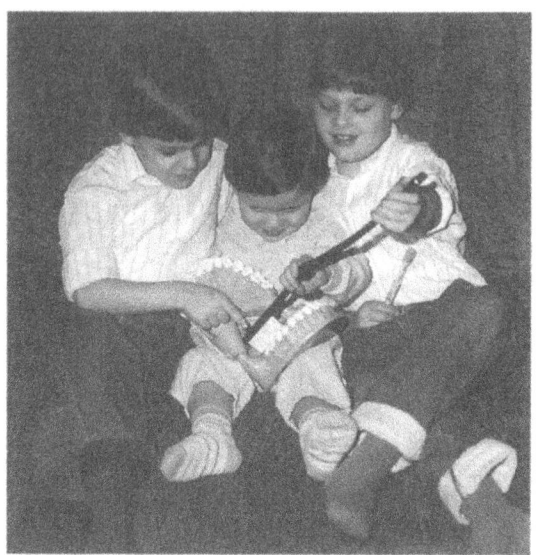

Abb. 70. Spielerisch Zähneputzen lernen.

Ein weiterer wichtiger Teil der Beratung dreht sich um die Ernährung. Dabei geht es nicht um Diätpläne oder gar Ernährungsphilosophien. Es geht darum, daß Sie sich bewußt werden, welche Nahrungsmittel Sie häufig zu sich nehmen. Außerdem sollten Sie wissen, wovon sich die Mikroorganismen, die in Ihrer Mundhöhle ständig vorhanden sind, ernähren. Mehr darüber unter »Ernährung.«

Belagsentfernung

Eine zweite wichtige prophylaktische Maßnahme ist die »professionelle Belagsentfernung«. Haben sich Beläge erst einmal zu Zahnstein mineralisiert, dann ist keine Entfernung mit der Zahnbürste, der Zahnseide

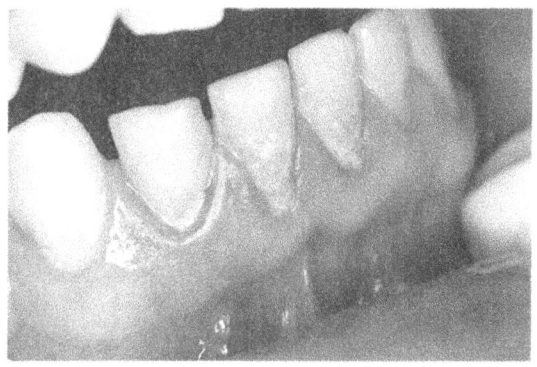

Abb. 71. Zahnstein und weiche Beläge.

oder dem Interdentalbürstchen mehr möglich (Abb. 71). In diesem Fall sollte sie möglichst bald durch den Zahnarzt vorgenommen werden. Dazu gibt es verschiedene Hilfsmittel. Am häufigsten kommen die Scaler und der Ultraschall zum Einsatz. Eine vollständige und schonende Behandlung ist auf beide Arten möglich. Scaler sind nach der Zahnoberfläche geformte Handinstrumente, mit ihnen wird an allen Flächen des Zahnes der Zahnstein abgeschabt und abgesprengt. Unangenehm werden von einigen Patienten die kratzenden Geräusche empfunden. Der Ultraschall ist ein elektrisches Instrument zur Zahnsteinentfernung, dessen Spitze in hochfrequente Schwingungen versetzt wird. Durch diese Schwingungen wird der Zahnstein von der Zahnoberfläche abgesprengt. Das so schwingende Ende erzeugt ein helles fiependes Geräusch, das auch nicht jedermanns Sache ist. Auch sensible Zahnhälse könne Ursache für unangenehme Empfindungen sein. Viele Patienten haben gegen die eine Methode aus den genannten Gründen Aversionen und empfinden die jeweils andere als völlig unbelastend. Wenn es Ihnen so geht, dann lassen Sie es

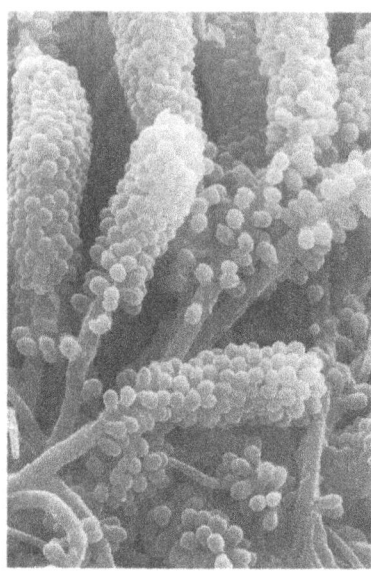

Abb. 72. Zahnbelag im Rasterelektronenmikroskop: Kugelförmige Bakterien besiedeln fadenförmige Bakterien.

Ihren Zahnarzt wissen, damit er sich darauf einstellen kann.

Die Belagsentfernung durch den Zahnarzt stellt eine prophylaktische Behandlung für die Zähne und das Zahnfleisch dar. Die Brutplätze der Bakterien werden entfernt (Abb. 71, 72). Ebenso ist die Fluoridierung der Zähne, die auch in der Praxis stattfinden kann, zum Teil ganz allgemein eine das Bakterienwachstum hemmende Maßnahme. Durch die Fluoride wird nämlich auch der Stoffwechsel der Bakterien gehemmt, ein Moment, das auch der Gingiva zugute kommt.

Das Schwergewicht der Fluoridbehandlung liegt jedoch bei der Kariesprophylaxe. Der genaue Mechanismus wird im Abschnitt zur Fluoridierung besprochen.

Fissurenversiegelung

Die Kauflächen der Seitenzähne machen insgesamt nur 12,5 % aller Zahnflächen aus. Es finden sich aber bei Schulkindern mehr als 50 % der kariösen Läsionen auf diesen Flächen. Gerade sie werden bei der Fissurenversiegelung behandelt.

Es handelt sich dabei um eine kariesverhütende Maßnahme, die schon erfolgreich seit vielen Jahren praktiziert wird. Es ist die Versiegelung der für die Zahnbürste nicht zugänglichen Fissuren (s. S. 20, Abb. 8.3, 9, 30). Schon 1965 wurden Resultate dieser Methode publiziert. Mittlerweile liegen jahrzehntelange Erfahrungen vor. Die Ergebnisse sind überzeugend. Für versiegelte Zähne zeigen Untersuchungen nach einem Jahr eine Kariesreduktion auf den Kauflächen von bis zu 100 %, nach sieben Jahren von immer noch bis zu 55 %.

Die Fissurenversiegelung sieht folgendermaßen aus: Die Fissuren werden gereinigt und mit einem mit Keramikstaub versetzten Kunststoff ausgegossen. Es wird so verhindert, daß sich an einem sonst gut gepflegten Zahn in der Tiefe der Fissur Karies bilden kann, die nach oft weniger als einem halben Millimeter das Dentin erreicht hätte. Diese Behandlung ist allerdings nur bei kariesfreiem Zahn oder sehr früh nach Einsetzen der Karies (erweiterte Fissurenversiegelung) sinnvoll. Hat die Karies das Dentin erreicht – und es ist an diesen Stellen, wie gesagt (s. S. 31, Abb. 19), nicht weit – dann können die Fissuren nicht mehr versiegelt werden, sondern der Zahn muß gefüllt werden.

Spezielle Tests

Aufgrund der Erkenntnisse zur Kariesentstehung gibt es mittlerweile verschiedene Tests, die in der Praxis möglich sind. Sie beziehen sich auf die Beschaffenheit des Speichels und die mikrobiologische Situation im individuellen Fall des Patienten. Die Ergebnisse lassen Rückschlüsse über das Kariesrisiko im Einzelfall zu. Die mikrobiologischen Tests zeigen das Vorkommen bestimmter Keimarten an, die auch in Ausstrichpräparaten sichtbar gemacht werden können.

Das Sichtbarmachen der Keime hat verschiedene Vorteile: Derjenige, der ein solches Präparat sieht, tut sich leichter, den Zusammenhang von Zahn- und Zahnfleischerkrankungen und der Menge der Mikroorganismen, die sich an seinen Zähnen befinden, zu sehen. Es kann so leichter eine große Motivation zu guter Mundhygiene entstehen.

Wiederholte mikroskopische Untersuchungen der Zahnbeläge können eine Entwicklung deutlich machen: Die stark von Keimen besiedelte »krankheitsaktive« Zahnfleischtasche wird nach der Behandlung durch den Zahnarzt und bessere Pflege durch den Betroffenen keimärmer. Es werden so Erfolge sichtbar, und die sind noch immer die beste Motivation.

Man kann heute darüber hinaus das Vorkommen einzelner, als besonders krankheitserregend bekannter Mikroorganismen (Laktobazillus und Streptococcus mutans) und deren Häufigkeit nachweisen. Es ist also möglich, die »Negativseite« zu testen, d. h. ein erhöhtes Risiko für Zahn- und Zahnfleischerkrankungen zu erkennen.

Andererseits gibt es auch Tests zur »Positivseite«. Die Möglichkeiten des Organismus, sich gegen die Karies und Parodontitis erregenden Keime zu schützen, werden bewertet. Die bewußte Abwehr findet über eine angemessene Mundhygiene und das Ernährungsverhalten statt. Hier berät Sie der Zahnarzt, und es ist an Ihnen, die Hinweise umzusetzen. Inwieweit Sie Erfolg haben, können Sie durch Ihren Zahnarzt testen lassen.

Ein weiteres Abwehrsystem für Erkrankungen an Zahn und Zahnfleisch führen Sie jedoch ganz unbewußt mit sich, und zwar den Speichel (s. S. 46). Wie leistungsfähig dieser bei Ihnen ist, läßt sich durch Speicheltests ermitteln. Insbesondere kann die Pufferkapazität (s. S. 47) (die Fähigkeit, die von den Mikroorganismen produzierte Säure (s. S. 55) zu neutralisieren) getestet werden. Auch die Sekretionsrate – also die produzierte Speichelmenge pro Zeit – kann festgestellt werden.

Die Palette der Möglichkeiten solcher Tests ist groß. Sie sind sinnvoll, denn sie zeigen, daß Karies und Zahnbetterkrankungen kein schicksalhaftes Geschehen sind. Sie objektivieren auch den Ist-Zustand auf dem Weg zu gesunden Verhältnissen im Mund. Die gesetzlichen Krankenkassen bezahlen solche Untersuchungen nicht.

Fluoridierung

In der Zahnarztpraxis können anläßlich der Kontrollsitzungen kariesgefährdete Schmelzbereiche und bereits entmineralisierte Bereiche der Zahnoberfläche fluoridiert werden. Diese wird im nächsten Kapitel eingehend behandelt.

11 Fluoridierung – Für und Wider

Was sind Fluoride?

Fluoride sind Verbindungen, die das Element Fluor enthalten. Fluor ist ein Halogen, gehört also in eine Gruppe mit den Elementen Brom, Chlor und Jod im Periodensystem der Elemente. Diese Elemente sind sehr reaktionsfreudig, und daher findet sich Fluor von sich aus nie als reines Element, sondern immer in einer Verbindung, den Fluoriden. Fluoride sind essentielle Spurenelemente, das heißt, sie müssen für einen gesunden Organismus mit der Nahrung aufgenommen werden. Je nachdem, wo nun ein Individuum sich ernähren muß, wird es unterschiedlich fluoridreiche Nahrung vorfinden. Insbesondere unterscheiden sich die Fluoridkonzentrationen des Trinkwassers. Die Erkenntnis, daß in Zonen besonders fluoridreicher Trinkwasservorkommen eine auffällig geringe Karieshäufigkeit der Bevölkerung festzustellen war, führte zu eingehenden Untersuchungen zu diesem Themenkreis. Die Epidemiologie konnte interessante Ergebnisse erbringen, die einen direkten Zusammenhang von Karies und Fluoridaufnahme deutlich machten.

Gleich zu Beginn des Kapitels ist es sinnvoll, auf die Fluorid-Diskussion einzugehen, die in der Presse vor einiger Zeit sehr heftig geführt wurde.

Besonders einfallsreich hat sich eine *»Gesellschaft für Gesundheitsberatung e.V.«* in Sachen Fluor gezeigt. In einem 1983 erschienenen Flugblatt stellt sie fest: *»Lösliche Fluorverbindungen, wie das zur Trinkwasserfluoridierung und für Fluor-Tabletten-Aktionen empfohlene Natriumfluorid, sind etwa 2 1/2 mal giftiger als Arsen und schädigen den Organismus.«* Im gleichen Flugblatt findet sich eine Feststellung mit ähnlich hohem Wahrheitsgehalt: *»Karies wird nicht verursacht durch mangelnde Zahnpflege, ungenügenden Zahnarztbesuch und Fluormangel.«*

Es werden von den Gegnern der Fluoridierung die abenteuerlichsten Behauptungen zur vermeintlichen Schädlichkeit aufgestellt. Dr. K.-D. Hellwege, Zahnarzt und Autor mehrerer Fachbücher, antwortet knapp und deutlich auf zwei solcher Behauptungen:

> 1. »Fluor ist ein gefährliches Gift«
> Richtigstellung: Fluor und Fluoride sind chemisch so unterschiedlich wie Chlorgas und Kochsalz (Natriumchlorid). Fluor ist wie das Chlor ein hochgiftiges Gas. Fluoride sind dagegen Salze, die überall in der Natur vorkommen. Sie sind für den Menschen zum Aufbau von Knochen und Zähnen lebensnotwendig.
> 2. »Fluoride erhöhen das Krebsrisiko«
> Richtigstellung: Wer Angst und Verunsicherung schüren will, kommt an der Drohung mit dem Krebsrisiko nicht vorbei. – Das amerikanische Nationale Krebsforschungs-Institut hat den Krebsvorwurf sehr gründlich geprüft. Es hat offiziell erklärt: »Die Behauptung, Fluoride erhöhen das Krebsrisiko, ist wissenschaftlich grundlos. Sie ist falsch«.

Auf die Aussage, nach der die Fluoridtablette zweieinhalbmal giftiger sein soll als Arsen, lud ein

Zahnarzt aus Vechta die Verfasser des oben erwähnten Flugblattes zu einem Wettessen ein. Es scheint nicht dazu gekommen zu sein, die »Gesundheitsberater« beraten noch immer.

Es ist dabei erstaunlich, daß immer wieder längst widerlegte Behauptungen vorgebracht und als der Weisheit letzter Schluß verkauft werden. Man kommt dabei an den Punkt, an dem eine sachliche Diskussion nicht mehr zu führen ist. Getretener Quark wird breit, nicht stark.

Prof. Dr. R. Naujoks, Würzburg, ist ein führender Verfechter der Fluorid-Prophylaxe. Er schreibt:

> »Es gibt nicht eine wissenschaftlich gesicherte Untersuchung, nach der zum Beispiel eine sinnvolle Trinkwasserfluoridierung zu irgendwelchen Schäden in der Bevölkerung geführt hätte (zwischen 0,7 und 1,2 ppm), vielmehr finden sich fundierte Untersuchungen, nach denen nicht nur eine Hemmung des Karieszuwachses um 50 % beobachtet wird, sondern auch das Auftreten von Osteoporose (Knochenerweichung) vermindert wurde. Darüber hinaus deuten vergleichende Untersuchungen darauf hin, daß in Gemeinden geringerer Fluoridkonzentrationen im Trinkwasser häufiger kardiovaskuläre Erkrankungen vorkommen. Eine Fluoridaufnahme von täglich bis zu 20 mg (die empfohlene Höchstdosis für Fluortabletten ist 1 mg/Tag) selbst über Jahre und Jahrzehnte führt zu keinen pathologischen Veränderungen im Organismus. 20 mg ist ein Vielfaches dessen, was eine vernünftige Fluorzuführung ausmacht.«

Wie sollte man nun Fluoride nutzen, und wie wirken sie?

Sie finden sich im Körper in allen mineralisierten Strukturen, also im Knochen wie in den Zähnen. Im Knochen findet ein ständiger Ein- und Abbau statt, er stellt also sozusagen das Fluoriddepot des Körpers dar.

Im Zahnsystem reichern sich Fluoride über den systemischen Weg nur zur Zeit seiner Mineralisation (also während der Zahnbildung) an. Die schmelzbildenden Zellen gehen ja nach getaner Arbeit zugrunde (s. S. 15, 32). Danach können den Zähnen Fluoride nur noch lokal zugeführt werden, nämlich über die Zahnoberfläche.

Es gibt also zwei Wege, den Zähnen Fluoride zukommen zu lassen:

1. Systemisch – das heißt über die Nahrung.
2. Lokal – über die Zahnoberfläche, auf die Fluoride aufgebracht werden.

Die Wirkung der Fluoride beruht darauf, daß sie als Baustein in das Schmelzgefüge eingebaut werden können. In diesem Gefüge, dem Hydroxylapatit, ersetzen Fluoridionen die leichter durch Säure aus der Gitterstruktur herauslösbaren Hydroxylionen. Sie machen den Zahnschmelz also »säurefester«. Die Säurefestigkeit ist ein entscheidender Punkt in bezug auf die Kariesanfälligkeit der Zähne (s. S. 31). Die Milchsäure als Stoffwechselprodukt der Bakterien frißt ja die kariösen Defekte in den Zahn.

Der Einbau der Fluoridionen kann sowohl bei der Zahnbildung – also vor dem Durchbruch – stattfinden als auch danach über den mineralhaltigen Speichel (s. S. 47) oder durch Auftragen von Fluoriden durch Sie oder Ihren Zahnarzt.

Ein dritter Wirkmechanismus der Fluoride ist durch die Tatsache gegeben, daß sie sich in den Zahnbelägen (Plaques) ansammeln und dort den Stoffwechsel und damit die Säureproduktion der Bakterien vermindern.

Viele Gründe also für eine vernünftige Fluoridanwendung und keine dagegen!

Systemische Anwendung der Fluoride

Die Kochsalzfluoridierung, die in der Schweiz seit 1955 mit gutem Erfolg praktiziert wird, ist in Deutschland seit dem 1. 9. 1991 zugelassen.

Der Deutsche Arbeitskreis für Kariesprophylaxe rät im Frühjahr 1993 nur eine Fluorid-Medikation systemisch anzuwenden. Wenn also fluoridiertes Speisesalz benutzt wird, ist nach dem zweiten Lebensjahr keine weitere Fluoridgabe zur inneren Anwendung nötig.

Wird fluoridiertes Speisesalz nicht benutzt, dann ist in den meisten Fällen eine Prophylaxe mit Tabletten angezeigt.

Die Wirksamkeit von Fluoridtabletten steigt mit frühzeitigem Beginn der Gabe und langer Dauer. Wie oben schon mehrfach erwähnt, ist eine sinnvolle systemische Prophylaxe mit Fluoriden nur in der Mineralisationsphase der Zähne möglich. Prof. Dr. Gülzow, Hamburg empfiehlt, nach dem Abstillen mit der Gabe von Fluoridtabletten zu beginnen und dies bis zum 16. Lebensjahr fortzusetzen. Danach sollten die Möglichkeiten der lokalen Fluoridierung genutzt werden. Genaue Dosierungsanleitungen gibt Ihnen Ihr Zahnarzt.

Zum Schluß noch einige Anmerkungen zum Umgang mit Tabletten, insbesondere den Fluoridtabletten bei Kindern.

Wie Sie ja wissen, sollten Arzneimittel ganz allgemein Kindern unzugänglich aufbewahrt werden. Das gilt natürlich auch für Fluoridtabletten. Extreme Überdosierungen in Einzelfällen, bei denen bis zu 150 Tagesgaben geschluckt wurden, führen zu Übelkeit, Erbrechen, Durchfall und Bauchschmerzen, die allerdings nach relativ kurzer Zeit wieder abklingen. In solchen

Fällen sollte natürlich ein Arzt oder eine Klinik aufgesucht werden.

Der häufige Einwand, den ich auch schon von einem Kinderarzt gehört habe, daß die Anwendung von Fluoridtabletten zu einem sorglosen Umgang mit Medikamenten führen kann, halte ich so für falsch.

Der entscheidende Punkt ist nicht der Umstand, daß Tabletten überhaupt gegeben werden, sondern das »Wie«. Ein sorgloser Umgang mit Arzneimitteln wie mit Genußmitteln wird durch das Beispiel der Eltern gelernt. Die Fluoridtablette, in zeitlichem Zusammenhang mit der Zahnreinigung benutzt, kann durchaus als ein Teil der Zahnpflege vermittelt werden, gerade auch weil Fluoridtabletten nicht geschluckt, sondern gelutscht werden sollten, um für diese Zeit zusätzlich einen lokalen Nutzen durch eine hohe Fluoridkonzentration im Speichel zu erzielen. Diesen lokalen Nutzen in den Vordergrund zu rücken, erleichtert die Darstellung der Fluoridierung als Zahnpflegebestandteil wie die Zahnpaste beim Zähneputzen.

Lokale Anwendung der Fluoride

Die am weitesten verbreitete lokale fluoridprophylaktische Maßnahme ist das Zähneputzen mit fluoridierten Zahnpasten. Sie wurden schon vor mehr als 40 Jahren entwickelt. Auch hier bringt die Ausdauer den Erfolg. Untersuchungsergebnisse zeigen eine zunehmende Hemmung des Karieszuwachses mit der Zeit der Anwendung. Die Fluoridkonzentration liegt bei den Zahnpasten bei 0,1–1,5 %.

Nahezu alle angebotenen Zahnpasten enthalten Fluoridverbindung. Die Hemmung des Karieszuwaches durch regelmäßigen Gebrauch einer fluoridierten Zahnpaste wird mit etwa 30 % angegeben. Die Verwendung einer fluoridierten Zahncreme hat sich als die einfachste und sicherste lokale Fluoridierungsmaßnahme erwiesen, die Ihnen bei der täglichen Zahnpflege zur Verfügung steht.

Mundspüllösungen mit Fluoridzusätzen von bis zu 0,2 % werden derzeit verstärkt angeboten. Es wird empfohlen, um eine ausreichende Wirkung zu erzielen, 2–4 Minuten lang damit zu spülen und zwar einmal wöchentlich bis einmal monatlich. Wer das mag, mag es mögen. Grundsätzlich notwendig sind Mundspülungen nicht.

Fluoridgele haben eine ca. 10fach so hohe Fluoridkonzentration wie Zahnpasten. Auch hier liegen die empfohlenen Frequenzen der Anwendung zwischen einmal wöchtlich und einmal monatlich. Die Ergebnisse bezüglich eines Rückgangs des Kariesbefalls sind gut. Sie können solche Gele ohne größeren Aufwand und Umstellung ihrer Zahnpflege einfach in den angegebenen Abständen statt einer Zahnpaste verwenden. Sie sollten sie jedoch wie eine Zahnpaste auch wieder ausspülen. Sich abends mit so eingebürsteten Zähnen hinzulegen, um die Fluoride über Nacht einwirken zu lassen, wie es mir von Patienten berichtet wurde, bedeutet einen falschen Umgang mit Fluoridgel.

Unter professioneller lokaler Fluoridanwendung versteht man das Aufbringen von fluoridhaltigen Lacken in der zahnärztlichen Praxis. Insbesondere in Schmelzzonen, in denen schon eine lokale Entmineralisierung zu beobachten ist, kann eine solche Behandlung zu Remineralisation (»Reserval«) führen. Aber auch als rein prophylaktische Behandlung ohne einen bereits beginnenden Schaden oder zur Behandlung sensibler Zahnhälse (s. S. 65) haben sich Fluoridlacke bewährt.

12 Ernährung

Gleich vorweg: Eine Ihren Zähnen förderliche Ernährung ist eine ganz allgemein gesunde Ernährung. Es gibt keinen speziellen Speiseplan nur zur Zahngesundheit, auch wenn darüber gerne die seltsamsten Regeln aufgestellt und Empfehlungen gegeben werden. Prof. Dr. R. Müller, in den fünfziger Jahren Direktor des Hygiene-Institus der Universität Köln, schrieb zur Ernährung:

> »Ernährungsapostel machen aus dem Essen eine Art Weltanschauung; als ob unser Bedarf an Weltanschauungen nicht schon gedeckt wäre. Mit gleichsam religiösem Fanatismus werden die Schlagworte gepredigt ... oft von Leuten, die nicht wissen, wie ein Käseloch entsteht oder ein Furz. Medio tutissimus ibis (OVIDIUS), in der Mitte wirst du am sichersten gehen.«

Auch wenn die Ausdrucksweise deftig ist, es stimmt. Was da an Diäten empfohlen wird, ist erschreckend.

Die Mär vom Weizenkeimsaft als Wundermittel für Ihre Zähne haben Sie schon lesen können (s. S. 61). Im Vorwort desselben Buches, das 1983 mit einer Auflage von 10 000 Stück erschienen ist, steht, es sei »nicht übertrieben, wenn der Autor sein narrensicheres Programm als revolutionär bezeichnet.« Wirklich nicht! Wie entsteht ein Käseloch?

Um Ihnen zu ersparen, eine herausgefallene Füllung als freudiges Erlebnis der Zahnheilung zu betrachten, sie nicht erneuern zu lassen und damit gefährliche Infektionen und Zahnverlust zu riskieren, wurde der erste Abschnitt dieses Buches geschrieben. Wer weiß, was Zahnschmelz ist (s. S. 30) und wie er entsteht (s. S. 9), muß durch den Glauben an derartig verantwortungslose Behauptungen keine Kieferabszesse riskieren. Sie können sich vor Demagogen – und gerade zu medizinischen Themen äußern sich viele seltsame Heilsbringer – nur durch auch theoretisch gestütztes Wissen schützen.

Andere Autoren verbreiten weniger Gefährliches als Kurioses: In einem Buch mit dem seriösen Titel »Nie mehr Zahnweh!« fand ich Verhaltens- und Ernährungshinweise »....*zur Verhütung von Zahnfehlstellungen und Kiefermißbildungen und zur Zeugung optimal gesunder Kinder.*«

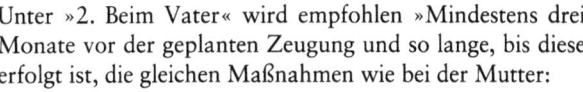

Unter »2. Beim Vater« wird empfohlen »Mindestens drei Monate vor der geplanten Zeugung und so lange, bis diese erfolgt ist, die gleichen Maßnahmen wie bei der Mutter:
a) Vollwertige Ernährung
b) Strenge Vermeidung isolierter Kohlenhydrate und von Säften, vorsichtige nur gelegentliche Verwendung von Trockenfrüchten und Honig.
c) Völlige Vermeidung hitzebehandelter Milch, Milchprodukte und anderer hitzebehandelter Produkte vom Tier (Fleisch, Fisch, Eier).« und schließlich
»f) Vermeidung von ungewohnten Strapazen und Störungen des seelischen Gleichgewichts.«

Außer c) und dem Saftverbot in b) sind die genannten Punkte sicher mit oder ohne Zeugung wärmstens zu empfehlen. Aber Kiefermißbildungen verhüten kann man damit nicht.

Wie können Sie sich aber nun beraten lassen?

»...Dieses Ziel ist um so schwerer zu erreichen, als kein Nahrungsmittel nur günstige Wirkungen, andererseits auch keines nur ungünstige Auswirkungen hat. Ernährungsratschläge müssen daher auf den bestmöglichen Kompromiß aufgebaut sein. Dies gilt nicht nur...die Häufigkeit der Nahrungsaufnahme betreffend, sondern auch betreffend die Wahl der Nahrungsmittel. Die beste praktische Lösung des Problems der richtigen Wahl der Nahrungsmittel ist das Prinzip der abwechslungsreichen Ernährung.«

So Prof. Dr. K. König, Nijmegen, Niederlande, 1987. Er unterscheidet beispielhaft drei Gruppen von Nahrungsmitteln:

- Die Auswahl aus der ersten Gruppe ist empfohlen und wirkt aus medizinischer Sicht risikobeschränkend.
- Die zweite Gruppe kann, werden Lebensmittel aus ihr gewählt, risikobeschränkend wirken. Sie kann jedoch für bestimmte Wachstums-, Entwicklungs- und Stoffwechselvorgänge auch ein Risiko bedeuten.
- Die in der dritten Gruppe aufgeführten Lebensmittel erhöhen generell die Risiken.

Tabelle 2 zeigt einige Nahrungsmittel exemplarisch aus diesen drei Gruppen. Sie wurden zusätzlich auf Fettgehalt, Fettsäuren, Vitamingehalt, Risiko für Zähne und potentiell schädliche Bestandteile beurteilt. Diese Art von Aufklärung ist seriöse Ernährungsberatung von zahnärztlicher Seite.

Beim Thema Karies, Zahnbetterkrankungen und Ernährung geht es um überschaubare Zusammenhänge:

Tabelle 2. Nahrungsmittel, aufgeteilt in die drei Gruppen nach Professor K. König, Nijmegen.

Gruppe I: Mineralwasser, Tee, Weizenkleie, Gemüse, Satlat, Obst, Vollkornbrot, Magerquark

Gruppe II: Ente, Feldhase, Bircher-Müsli, Bananen, Käse Ei, Milch

Gruppe III: Kaffee, Bier, Wein, Schnaps, Süßgetränke, Lakritz, Rosinen, Torten, Kuchen, Rahmeis

---

Nach König.

- Wie entsteht Karies? (s. S. 54, 58)
- Wie entstehen Zahnbetterkrankungen? (s. S. 73, 116)
- Wie funktionieren die Abwehrmechanismen des Organismus? (s. S. 45–48, 210)

Sie sollten sich einen Überblick verschaffen, was Sie an einem normalen Tag wann zu sich nehmen, welche Speisen Zucker enthalten (auch die versteckten Zucker in Gebäck, Kaffee, Tee, Wein, Likör, Hustenpastillen etc.). Sie müssen sich bewußt sein, daß jedes Zuckerangebot an die Mikroorganismen einen Abfall des pH-Wertes für mindestens eine halbe Stunde zur Folge hat. Wie auf S. 55 beschrieben, kommt dieser niedrige pH-Wert durch die Produktion von Milchsäure als Stoffwechselprodukt der Bakterien zustande. Wenn Sie also alle halbe Stunde etwas Zucker oder Zuckerhaltiges zu sich nehmen (einen Mund voll Limonade), dann kommen Sie aus dem »roten Bereich« überhaupt nicht heraus. Der Speichel bekommt keine Zeit, die Zahnhartsubstanzen zu remineralisieren (s. S. 47). Stattdessen werden aus dem Zahnschmelz ständig Mineralien gelöst (er wird demineralisiert). Kommt es dagegen über den Tag drei- bis fünfmal zum »Säureangriff« auf die Zähne, dann ist die Zeit der Remineralisation durch den Speichel ungleich größer, und Sie geben einem »eingebauten« Selbstschutzmechanismus, dem Speichel nämlich, die Chance, wirksam zu werden. Zusammenfassung: Nicht die absolute Menge von Zucker, die Sie zu sich nehmen, sondern die Häufigkeit ist entscheidend.

Einfluß auf die Zahnbildung

Im ersten Abschnitt dieses Buches wurde deutlich, daß der Zahn zum größten Teil vor dem Durchbruch in die Mundhöhle gebildet ist (Abb. 6). Es muß nun in bezug auf die Ernährung darauf hingewiesen werden, daß auf die chemische Zusammensetzung von Zahnschmelz nach dem Durchbruch kaum mehr Einfluß genommen werden kann. Lokale Maßnahmen (s. S. 225) können nun nur noch über die Schmelzoberfläche wirksam werden. So stellt sich die Frage, ob zumindest im Zeitraum der Bildung der Zähne durch die Nahrung eine bessere Struktur der Zahnhartgewebe erreicht werden kann. Dieser Zeitraum wäre zwischen dem dritten Schwangerschaftsmonat und etwa dem 16. Lebensjahr. Die Möglichkeiten sind jedoch sehr beschränkt. Die Hauptbestandteile des Zahnes, Kalzium und Phosphor, sind einerseits in unseren Breiten ausreichend vorhanden, andererseits werden sie in Mangelgebieten eher aus dem Knochensystem mobilisiert und der Zahnbildung zugeführt, als daß sie dort fehlen. Wie Prof. Dr. R. Naujoks festellt, ist der einzige Nahrungsbestandteil, der der Zahnbildung förderlich ist, das Vitamin D. Unterversorgung mit Vitamin D führt zum Krankheitsbild der Rachitis mit ungenügender Mineralisation des Skelettes und mangelnder Schmelzbildung an den Zähnen. Vitamin D findet sich zum Beispiel in Fischlebertran, mit

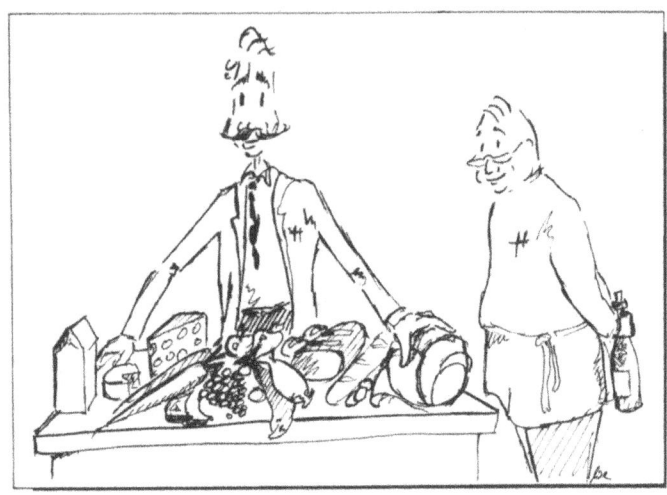

Abb. 73. Ein gut gedeckter Tisch.

dem Generationen von Kindern zur Rachitisprophylaxe traktiert wurden. Aber auch Butter, Eigelb und Milch enthalten dieses Vitamin. Von Kinderärzten wird häufig eine kombinierte Rachitis- und Kariesprophylaxe mit Vitamin D und Fluoriden durchgeführt.

Es gibt also keine Diät zur Unterstützung der Zahnbildung und zur Strukturverbesserung der Zahnhartsubstanzen. Eine ausgewogene Kost, wie sie auch zur allgemeinen Gesunderhaltung angezeigt ist, ohne »Fleisch-, Fett- oder Kohlenhydrat-Orgien«, gilt auch für eine gesunde Zahnbildung (Abb. 73).

Da aber die Zähne in aller Regel gesund in die Mundhöhle durchbrechen und erst nach ihrem Durchbruch erkranken, muß darauf geachtet werden, was ihnen dann zugemutet wird.

Der Zucker

Der durchschnittliche Pro-Kopf-Verbrauch von Zucker liegt in der Bundesrepublik Deutschland schon bei 120 Gramm täglich.

Es ist altbekannt, daß Zahnärzte vor »dem Zucker« warnen. Auch ich werde Sie hier nicht davor verschonen können. Allerdings steht diese Warnung in einem Zusammenhang mit Fakten, die einem bewußten Umgang mit Zucker ihren Sinn geben.

Bei der Besprechung der organischen Chemie im Chemieunterricht, wird häufig ein Experiment durchgeführt: Ein Brotstück soll solange gekaut werden, bis man eindeutig die Empfindung eines süßlichen Geschmackes hat. Auf diese Weise werden Kohlenhydrate »erfahren«. Kohlenhydrate sind unterschiedlich lange Molekülketten. Eine dieser Ketten ist die Stärke, ein Nahrungsbestandteil z. B. in Brot und Kartoffeln. Diese Ketten können in ihre Einzelbausteine – eben die Zucker – gespalten werden. Die Spaltung findet bei dem beschriebenen Experiment im Mund statt, und das Instrument, mit dem gespalten wird, ist ein Enzym: die Amylase des Speichels (s. S. 47).

Diese Einzelbestandteile, die Zucker, sind die Nahrungsmittel, auf die die karieserzeugenden Bakterien im Zahnbelag, in den Zahnzwischenräumen und wo immer sie gute Nistplätze finden, warten. Mit dem Versuch im Chemieunterricht sind die Bakterien jedoch nicht recht zufriedenzustellen. Die Spaltung in Einzelzucker geht langsam vor sich, und durch das ständige Kauen wird auch noch die Speichelproduktion angeregt. Der Speichel umspült die Zähne und schwemmt einerseits den Zucker und die produzierte Säure weg, neutralisiert sie in gewissem Maß, und sein Mineralgehalt wirkt sofort wieder strukturverbessernd auf den Zahnschmelz. Entgegenkommender kann man also seine Kariesproduzenten behandeln, wenn man ihnen gleich die Zucker, also z. B. Saccharose (=Rohrzucker) in Bonbons oder gezukkerten Speisen und Getränken darreicht. Dazu braucht man nicht einmal die Hilfe der Industrie. Es ist ein verhängnisvolles Mißverständnis, nur raffinierte Fabrikzukker zu meiden und statt dessen Dörrobst wie Rosinen und getrocknete Pflaumen reichlich zu essen. Ich habe schon Gummibärchen, garantiert ohne Fabrikzucker angeboten bekommen, weil man den ja unter Zahnärzten meidet. Solches Verhalten ist eine Milchmädchenrechnung. Dörrobst, Süßigkeiten und Honig sind hochgradig kariogen und kleben dazu noch prima an den Zähnen.

Im Handel werden Zuckeraustausch- und Zuckerersatzstoffe angeboten. Der Begriff »Zuckeraustauschstoffe« beinhaltet, daß diese Süßungsmittel einen Nährwert besitzen, also nicht nur dem Geschmack dienen, man kann davon auch zunehmen. In großen Mengen konsumiert können sie laxierend (abführend) wirken. Die bekanntesten Stoffe dieser Art sind Xylit und Sorbit. Über Xylit liegt eine bekannte Studie vor, die ein deutlich geringeres Auftreten von Karies belegt.

Zuckerersatzstoffe (z. B. Saccharin und Cyclamat) werden als »non-caloric-sweeteners« bezeichnet, haben also keinen Nährwert und süßen um ein Vielfaches stärker als Glucose. Durch sie wird keine Karies hervorgerufen.

Es sind jedoch noch lange nicht alle Nahrungsmittel ohne kariogene Zucker erhältlich. Ein striktes Zuckerverbot halte ich für unrealistisch. Es kann ein Ziel sein, auf das man hinarbeitet. Als Ausgangsgrundlage einer Ernährungsberatung hat es aber sehr viel eher zur Folge, daß überzogene Forderungen nur dazu führen, sämtliche Ratschläge »en bloc« über Bord zu werfen. Schließlich ist ein solches Verbot schon insofern irreal, weil Zuckerzusatz nicht deklariert werden muß, und daher »versteckte Zucker« in vielen Nahrungsmitteln enthalten sind. Es macht meiner Meinung nach erheblich mehr Sinn, einen bewußten und vernünftigen Umgang mit dem Zucker, wie mit Genußmitteln ganz allgemein, anzustreben.

Einige Tips

Der erste Tip gleich zum Umgang mit Zucker: Es ist weniger die Menge an sich entscheidend als vielmehr die Häufigkeit. Nach jedem Zuckerkonsum fällt der ph-Wert im Mund (das bedeutet, der für den Zahn gefährliche Säuregrad steigt). Dieser ph-Abfall hält für etwa eine halbe Stunde an. Das ist unabhängig davon, wieviel Zucker Sie gegessen haben.

Wie auf S. 47 schon beschrieben, führt der Speichel dem Zahn Mineralien zu. Er stellt als gesättigte Lösung alle Mineralien, die im Zahn enthalten sind. Fehlen nun Mineralien im Zahn, die durch die Milchsäure der Bakterien herausgelöst wurden (Demineralisation), dann können sie aus dem Speichel aufgenommen werden. Allerdings braucht der Speichel länger als eine halbe Stunde, um den Schaden zu beheben (Remineralisation, s. S. 230).

Der Speichel befreit die Zähne auch von Speiseresten, Bakterien und Milchsäure, wenn er sie umspült. Das geht natürlich sehr viel schwerer bei klebrigen Speisen. Sie erlauben der Säure länger, schädigend auf den Zahn einzuwirken.

Kurz zusammengefaßt heißt das:
- Keine zuckerhaltigen Zwischenmahlzeiten! Wenn schon Zucker, dann zu den Hauptmahlzeiten,
- nicht in klebriger Form und
- mit anschließendem Zähneputzen.

Weder ein Apfel nach dem Essen, noch Kaugummi oder »plaquereduzierende« Mundwässer ersetzen das Zähneputzen. Es ist der Anfang und unverzichtbare Grundlage Ihrer Zahnpflege.

Kaugummikauen gilt sicher in weiten Kreisen noch als unschicklich. Nach dem Essen und Zähneputzen jedoch, für eine halbe Stunde, unterstützt es die Speichelproduktion und damit die Remineralisation des Zahnes. Den ganzen Tag aber, und um den Hunger zu vertreiben, ist Kaugummi nicht das Richtige. Sie foppen damit Ihren Magen, der Magensäure produziert, weil er der Meinung ist, er bekäme etwas zu tun. Wenn dann aber nichts kommt, reagiert er im wahrsten Sinne des Wortes »sauer«.

Wo Sie selber Einfluß darauf haben, sollten Sie ungesüßte Speisen und Getränke wählen. Passionierte Tee- oder Fruchtsafttrinker werden Ihnen bestätigen, daß – welcher Süßstoff auch immer – den Eigengeschmack Ihres Lieblingsgetränks beeinträchtigt.

Entnervte, übernächtigte Eltern berichten oft, ihr Kind könne ohne Zuckertee nicht schlafen und trinke überhaupt zu wenig, wenn es nicht gesüßte Getränke bekäme. Das Abgewöhnen von Zuckertee bei Kleinkindern ist eine schwierige, aber lohnende Aufgabe für die Eltern. Das zuckergesüßte Fläschchen über Nacht ist das Übelste, was Sie Kinderzähnen antun können. Die Zähne sind ständig mit Zucker umspült, und der Speichel bekommt keine Chance für eine Remineralisation. Bieten Sie im Fläschchen ungesüßte Getränke an, wenn schon gesüßte, dann nur aus der Kindertasse, die abgesetzt werden muß. Ihr Kind dankt es Ihnen sicher! Sicher aber nicht sofort!

Dasselbe gilt für Sie. Wer z. B. bei der Arbeit immer mal an seiner Cola trinkt, schadet seinen Zähnen auf die gleiche Weise wie das Kind mit der Flasche.

Belohnen Sie Ihr Kind nicht mit Süßigkeiten, auch wenn das bequem ist. Die Vorliebe für Süßes wird so anerzogen.

Ganz allgemein läßt sich sagen, daß schlechte Ernährungsgewohnheiten für Kinderzähne gefährlicher sind als nachlässige Zahnpflege, die ja zahngefährdend genug ist. »Wir putzen aber doch morgens und abends, und trotzdem hat das Kind Karies,« wird in der Praxis häufig gesagt, – übersehen wird die Ernährung.

Wie in der Einleitung zum Kapitel Ernährung schon bemerkt, alles, was zuviel ist, schadet. Erosionen (Schmelzdefekte) stellen sich an den Zähnen bei übermäßiger Säurebelastung ein. Eine völlig übertriebene Einnahme von Vitamin-C (Ascorbinsäure), gelöst, in der Apotheke gekauft oder ständig als Zitronensaft getrunken (als falsch verstandene Erkältungsprophylaxe), kann zu Schäden am Zahnschmelz führen.

Ein streßbelasteter Alltag führt zu unregelmäßiger, unausgewogener und unkontrollierter Ernährung. Sie bedingt nicht nur Fettleibigkeit, sondern auch eine Gefahr für Mund und Zähne. Streß, Appetitzügler, Beruhigungstabletten, Genuß- und Rauschgift hemmen die Speichelproduktion, Ihr Selbstschutzsystem gegen Karies und Mundschleimhauterkrankungen.

Die Zähne sind unter anderem zum Beißen da. Wählen Sie Speisen, die auch Ihren Zahnhalteapparat, die Kaumuskeln und Speicheldrüsen trainieren.

Zum guten Schluß

War die Beschäftigung mit Ihren Zähnen in diesem Buch für Sie interessant und informativ? Es würde mich freuen. Ich hoffe, ich konnte den Inhalt darüber hinaus so unterhaltsam darstellen, wie es sich für ein Lesebuch gehört, und die Lektüre hat Ihnen auch Spaß gemacht.

Mich interessiert natürlich Ihre Reaktion auf Inhalt und Form meines Buches, Ihre Kritik und Anregung.

Bei allen, die mir mit oft großem Einsatz geholfen haben, als ich dieses Buch schrieb, möchte ich mich herzlich bedanken. Besonderer Dank gebührt:

Dr. C. Bell, meinen Eltern C. Betzler und Dr. P. Betzler, A. Betzler, S. Brühl, Dr. S. Burkhardt, J. Chudzinski, W. Giffels, T. Häger, Dr. K.-D. Hellwege, Prof. Dr. Dr. F. Kreter, Prof. Dr. Dr. W. Ketterl, Prof. Dr. K.G. König, P. Lüttecke, Dr. T. Mende, Dr. C. Metz, Priv.-Doz. Dr. W. Mayet, Prof. Dr. H. Pantke, J. Schanz, K. Singer, Prof. Dr. J. Wirts, R. Zimmermann.

Glossar

Abdruck (besser »Abformung«, denn Druck sollte nur bei bestimmten Abformtechniken und nur sehr kurzzeitig ausgeübt werden.) Abformung von Ober- und Unterkiefer, Kieferteilen und Zähnen. Man erhält eine Hohlform, die mit Gips oder anderen Materialien ausgegossen die Situation im Mund möglichst detailgetreu wiedergibt; wird zu diagnostischen Zwecken oder zur Herstellung von Zahnersatz genommen. S. *159*, 170

Abrasion Jedes Gebiß ist einer Abnutzung durch die Kaubeanspruchung der Zahnkronen ausgesetzt. In gewissen Grenzen ist ein Abrieb auf den Kauflächen im Laufe des Lebens daher ein normaler Vorgang. Überbeanspruchung z. B. durch Zähneknirschen oder Fehlstellungen von einzelnen Zähnen – etwa durch Zahnlücken – können aber auch zu krankhaften, extremen Einschliffen führen. Hier kann an einzelnen Stellen der Schmelzmantel ganz verloren sein. Zahnkronen, Zahnhalteapparat und Kiefergelenke können dadurch Schaden nehmen. S. 68, Abb. 31

Alveole (alveolus, kleine Mulde) Der deutsche Ausdruck für Alveole heißt Zahnfach. Es stellt die knöcherne Fassung der Zahnwurzel dar und ist Teil des →Parodontiums. S. 37, 134, 143

Anästhesie Schmerzunempfindlichkeit. Sie kann als krankhafte Erscheinung angeboren oder erworben sein, vorübergehend oder andauernd. In diesem Buch wird von Anästhesie als der künstlichen Ausschaltung der Schmerzempfindung vor ärztlichen Eingriffen gesprochen. Die häufigste Anästhesie der Zahnheilkunde in diesem Sinne ist die Lokalanästhesie. Dabei unterscheidet man die Oberflächenanästhesie, die mit Sprays erzielt wird, die Infiltrationsanästhesie, bei der im Bereich der Wurzelspitze eines Zahnes gespritzt wird und die Leitungsanästhesie, bei der ein sensibler Nerv, der ein ganzes Gebiet (z. B. eine halbe Unterkieferzahnreihe) versorgt, umspritzt wird. S. 87, Abb. 36

Antagonist Gegenspieler. Allgemein: Organe oder Wirkstoffe von entgegengesetzter Wirkung. In der Zahnheilkunde werden Zähne, die beim Zubeißen einander treffen, als Antagonisten bezeichnet. S. *18*, 64, 147, 156, Abb. 8

Artikulator Gerät, das der Simulation der Kiefergelenke dient. Gipsmodelle der Kiefer werden zu diagnostischen Zwecken oder zur Anfertigung von Zahnersatz in den Artikulator eingebaut. Die Bewegungen des Kiefers können so, je nach System, mehr oder weniger genau außerhalb des Mundes nachvollzogen werden. S. 160

Atrophie Schwund von Organen, Geweben oder Zellen wird allgemein als Atrophie bezeichnet. Auf die Kiefer bezogen spricht man von Atrophie beim Rückgang des Kieferknochens durch mangelnde Beanspruchung (Inaktivitätsatrophie) oder Überbelastung (Druckatrophie). S. 42

Brücken Zahnersatz eines oder mehrerer Zähne, der fest eingesetzt wird. Zur Verankerung dienen →künstliche Kronen (Brückenpfeiler). Die ersetzten Zähne werden als Brückenglieder bezeichnet. S. 163, Abb. 51, 52

Composites Füllungsmaterialien auf Kunststoffbasis, die zur Verbesserung der mechanischen Werte wie Abriebfestigkeit, Druckfestigkeit und Härte Füllstoffe (meist Silikate) enthalten. Die Anwendungsmöglichkeiten der Composites sind durch ihre mechanischen Eigenschaften eingeschränkt. S. 103

Demineralisation Die Einwirkung von durch Bakterien produzierte Säure führt zur Auslösung von Mineralien aus den Zahnhartgeweben. Dieser Vorgang ist nach der derzeit allgemein als gesichert geltenden Meinung der erste Schritt bei der Kariesentstehung (→Karies). S. 55, 230, 235

Dentin Das Dentin oder Zahnbein stellt die Hauptmasse des Zahnes dar. Es umschließt die →Pulpa und wird im Kronenbereich von →Schmelz, im Wurzelbereich von →Zement bedeckt. Im Gegensatz zum Schmelz ist das Dentin von Zellausläufern durchzogen. Daher sind Reaktionen auf äußere Reize im Dentin durch diese Zellen möglich. Im Laufe des Lebens wird der Dentinmantel ständig dicker, weil Dentin an der Wandung der Markhöhle angelagert wird. Der Raum für die Pulpa wird dadurch enger. Beschleunigt wird dieser Prozeß durch Reizeinwirkung, wie z. B. bei →Karies. S. 33, Abb. 17 links, 18, 19

Ersatzzellen Zellen der →Pulpa, die in einem undifferenzierten (quasi embryonalen) Zustand verblieben sind. Sie bilden die »Reservetruppe«, die u. a. für zerstörte →Odontoblasten einspringen oder Abwehrfunktionen übernehmen. Ersatzzellen zu aktivieren ist das Ziel der →Direkten Überkappung. S. 10, *44*, 111

Extraktion (extrahieren, ausziehen) Entfernen eines Zahnes oder eines Fremdkörpers. Das wörtlich übersetzte Zähne-»ziehen«, ist etwas irreführend, weil bei der Zahnentfernung gar nicht viel gezogen wird. Es werden die Fasern des Zahnhalteapparates durch dosiertes Drehen und/oder Kippen des Zahnes gelöst und dann der Zahn aus dem Zahnfach, der Alveole, gehoben. S. 141

Fibroblasten Faserbildende Zellen. Die Fibroblasten sind die Vorstufe von Fibrozyten, die an der Bildung von Bindegewebsfasern – z. B. im →Parodontium – beteiligt sind.
S. 39, 44, Abb. 21

Fissuren Spalten. An Backenzähnen werden als Fissuren die Furchen zwischen den Höckern der Kauflächen bezeichnet. Wenn sie von ungünstiger Form sind, können sie Ausgangspunkt für Karies sein. S. *20*, 217, Abb. 8, 9, 30

Gangrän Allgemein wird das Absterben von Gewebe durch chemische, thermische oder infektiös-toxische Einwirkung als Gangrän bezeichnet. In der Zahnmedizin ist von der Gangrän am häufigsten die →Pulpa betroffen, da ihre Abwehrmöglichkeiten bei Infektionen wegen der hartwandigen Einfassung durch die Zahnhartgewebe begrenzt sind. Die Gangränbehandlung besteht in einer →Wurzelkanalbehandlung, die auf die Anwesenheit von Fäulnisbakterien abgestimmt ist. S. *61*, 113, 132, 136

Gingiva Das Zahnfleisch. Man unterscheidet verschiedene Bereiche der Gingiva. Der oberste Anteil umschließt den Zahn oberhalb des Knochenrandes. Der zweite Teil ist dem Knochen fest aufgelagert. Diese beiden Bereiche haben im gesunden Zustand blaßrosa Farbe. Der bewegliche Anteil, der sich daran anschließt, ist von kräftiger roter Färbung.   S. 117, Abb. 42

Gingivitis Entzündung des Zahnfleisches. Sie geht unter anderem mit Schwellung, Rötung und häufig auch Blutungen einher.   S. 119, Abb. 43 b, 44

Implantat Allgemein versteht man unter einem Implantat in Körpergewebe eingepflanztes körpereigenes oder körperfremdes Material. Körpereigenes Material wird z. B. bei der →Transplantation verwandt. Als körperfremde Implantate kommen in der Zahnmedizin hauptsächlich enossale (d. h. in den Knochen eingepflanzte) Implantate zum Ersatz von Zahnwurzeln zum Einsatz. Häufige Materialien sind Titan und Aluminiumoxid- oder Hydroxylapatitkeramik.   S. 149, Abb. 49

Inlay Einlagefüllung, die außerhalb des Mundes nach Präparation des Zahnes hergestellt wird. Inlays erfordern im Vergleich zu im Mund hergestellten Füllungen eine kompliziertere, etwas mehr Substanz fordernde Präparation. Inlays werden aus →Composites, verschiedenen Keramikmassen und Gold hergestellt. Das Goldinlay stellt derzeit die beste Füllungsversorgung von Zähnen dar.   S. 106

Karies Allgemein: Knochenfraß. Die Zahnkaries wird als die verbreitetste Krankheit des Menschen bezeichnet. Sie zerstört die Zahnhartgewebe und kann zur Erkrankung der →Pulpa und des zahntragenden Knochens führen. Die Kariesentstehung ist endgültig noch nicht geklärt. Die derzeit allgemein als sicher geltende Theorie ist die von Miller, nach der Kohlenhydrate der Nahrung an den Zähnen durch Bakterien zu Säure vergoren werden. Diese Säure löst Mineralien aus den Kristallstrukturen der Zahnhartgewebe und beginnt, diese so zu zerstören.   u. a. S. 54, Abb. 27

Knirschen (Bruxismus) Mahlende Bewegungen des Unterkiefers, die unter starker Anspannung der Kaumuskulatur hauptsächlich nachts ausgeführt werden. Die Ursachen können lokal (Störkontakte auf den Kauflächen) oder psychisch sein. Ein ähnliches Fehlverhalten ist das Zahnpressen. Dabei wird nur fest aufgebissen, ohne daß Bewegungen ausgeführt werden. Beide Verhaltensmuster können zu Schmerzen und/oder Schäden an den Zähnen, am Zahnhalteapparat, den Kiefergelenken und den Kaumuskeln führen.   S. *19*, 41, 69, Abb. 31

Kofferdamm Schon 1894 wurde der Kofferdamm als Möglichkeit der absoluten Trockenlegung von Zahnkronen eingeführt. Ein elastisches Gummituch wird perforiert und über die Zahnkronen gezogen. Es verhindert den Kontakt der behandelten Stelle mit Speichel oder feuchter Atemluft.   S. 85

Kombinierter Zahnersatz Zahnersatz, der aus einem festsitzenden Anteil (→Kronen oder →Brücken) und einem herausnehmbaren Teilprotesen-Anteil besteht. Die Verbindung beider Teile kann durch verschiedene Halte- und Verbindungselemente erfolgen.   S. 179, Abb. 56

Konkremente Härter als der →Zahnstein sind die in den Zahnfleischtaschen gelegenen Ablagerungen. Sie sind dunkel gefärbt und wie der Zahnstein von

Mikroorganismen durchsetzt. Konkremente entstehen durch Zahnfleischtaschenbildung und begünstigen diese.   S. 76, 124, Abb. 43 c und 45

Kronen   a) Natürliche Zahnkrone. Der Teil des Zahnes, der in der Mundhöhle zu sehen ist, wird als klinische Krone bezeichnet. Der vom Schmelz überzogene Teil heißt anatomische Krone.   S. 20, Abb. 30

b) Künstliche Zahnkronen umfassen und bedecken den Zahn. Sie sollen die stark beschädigte natürliche Krone in Form und Funktion wiederherstellen und wirken stabilisierend. Es wird dem kariösen Verfall des Zahnes Einhalt geboten und eine regelrechte Zahnpflege wieder ermöglicht. Künstliche Kronen werden fest eingesetzt und gepflegt wie natürliche Zahnkronen.   S. 155, Abb. 50

Kürettage   (frz. curer, säubern) Allgemein bedeutet die Kürettage medizinisch eine Auskratzung. Bei der zahnmedizinischen »subgingivalen Kürettage« werden die →Konkremente im Bereich der Zahnfleischtaschen von den Wurzeloberflächen entfernt. In der Folge kann sich das Zahnfleisch bei guter Pflege wieder eng an die Wurzeloberfläche anlegen.   S. 125, Abb. 46 obere Reihe

Lappenoperation   Operation bei fortgeschrittener →Parodontitis marginalis. Hier werden wie bei der →Kürettage die Zahnfleischtaschen von →Konkrementen befreit. Zur besseren Zugänglichkeit und Sicht wird das Zahnfleisch vom Zahn und den oberen Anteilen des Knochens gelöst und anschließend vernäht.   S. 125, Abb. 46 untere Reihe

Laser   Abkürzung für Light-amplification by stimulated emission of radiation. Stark gebündelte, sehr intensive Lichtstrahlen gleicher Wellenlänge. Sie führen zu einer sofortigen, starken Erhitzung des Gewebes, auf das sie gerichtet werden. Weichgewebe verdampft augenblicklich. Der Einsatz des »Laser-Skalpells« in der Chirurgie ist erprobt. Der »Laser-Bohrer« für die breite Anwendung in der Zahnheilkunde ist derzeit noch im Erprobungsstadium. S. 89

Mikrobiologische Untersuchungen Vorkommen und Häufigkeit von Mikroorganismen, die zu Zahn- und Zahnfleischerkrankungen führen, können mit mikrobiologischen Verfahren in der Zahnarztpraxis nachgewiesen werden. Es läßt sich so ein erhöhtes Risiko für Karies und Zahnbetterkrankungen erkennen. S. 218

Molaren Als Molaren werden im bleibenden Gebiß die jeweils letzten drei Zähne pro Quadrant bezeichnet (der Weisheitszahn gehört dazu). Sie haben keinen Vorgänger im Milchgebiß, daher werden sie auch Zuwachszähne genannt. Im Milchgebiß heißen die letzten zwei Zähne je Quadrant Milchmolaren. Sie werden im bleibenden Gebiß durch die →Prämolaren ersetzt. S. 17, Abb. 7

Odontoblasten Dentin- oder Zahnbeinbildner. Während der Zahnentwicklung bilden die Odontoblasten das →Dentin. Anders als die schmelzbildenden Zellen (Ameloblasten) gehen sie aber, wenn der Zahn in die Mundhöhle durchbricht, nicht zugrunde. Die Dentinbildung dauert die gesamte »Lebenszeit« des Zahnes an und verringert so den Raum für die →Pulpa. S. 33, 36, 44, Abb. 17 links

Okklusion Jeder Kontakt zwischen Ober- und Unterkieferzähnen. S. 27, 96, *122*

Parodontitis marginalis Entzündliche Erkrankung des →Parodontiums, ausgehend vom Zahnfleischrand mit Bildung von →Zahnfleischtaschen. Häufig wird umgangssprachlich und falsch von Parodontose gesprochen, die den seltenen, nicht entzündlichen Schwund des Parodonts bezeichnet. Die häufigsten Behandlungen der Parodontitis marginalis sind die →Kürettage und die →Lappenoperation. S. 121, Abb. 45

Parodontium Das Zahnbett oder der Zahnhalteapparat. Durch das Parodontium erhählt der Zahn Verbindung mit dem Alveolarknochen. Anatomisch gehören zum Parodontium das randständige Zahnfleisch, die Bindegewebsfasern (auch Wurzelhaut, Periodontium oder Desmodont genannt), das →Zement und die knöcherne Fassung der Zahnwurzel. Die Aufhängung der Zahnwurzel an Bindegewebsfasern wirkt als Kraftwandler. Aus Druckbelastung für den Zahn wird Zugbeanspruchung für den Knochen. S. 37, 75, 121, Abb. 21, 22

Plaque Weicher Bakterienbelag auf den Zahnoberflächen. Die Plaque haftet fest an den Zähnen an. Sie ist einer der wichtigsten Gründe bei der Entstehung von Karies und Zahnbetterkrankungen. Durch Einlagerung von Mineralien des Speichels oder der Gewebsflüssigkeit entstehen aus der Plaque →Zahnstein und →Konkremente. S. 74, Abb. 71, 72

Prämolaren Die Prämolaren sind die kleinen Backenzähne im bleibenden Gebiß. Von der Mittellinie aus gezählt sind es der vierte und fünfte Zahn. Sie ersetzen die Milchmolaren. S. 17, Abb. 7

Pulpa Das Zahnmark (Pulpa dentis) besteht aus Nervenfasern, Gefäßen, Bindegewebs- und freien Zellen. Die Pulpa füllt die Hohlräume des Zahninneren aus (Markhöhle, cavem dentis). Randständig kleiden die das →Dentin versorgenden Zellen (Odontoblasten) die Markhöhle aus. Dadurch, daß die Zahnhartgewebe als Außenskelett die Pulpa umschließen, sind die Zu- und Abflußwege im Durchmesser begrenzt. Die Reaktionsmöglichkeiten auf entzündliche Geschehen an der Pulpa sind daher begrenzt. S. 14, 42, 59, 108, 113, Abb. 23

Pulpitis Entzündung der →Pulpa. S. 43, 59, 113, 136, 141, Abb. 27

Remineralisation Durch →Demineralisation entstandene Strukturschwächen der Zahnhartgewebe werden durch Wiedereinlagerung von Mineralien – vornehmlich aus dem Speichel – behoben. Wesentlich ist, daß zwischen den Phasen der Säureeinwirkung genügend Zeit dazu zur Verfügung steht. Wenn sich schon ein Verlust von Zahnhartgewebe zeigt (ein »Loch«), bietet die Remineralisation jedoch keine »Heilung« mehr. S. 47, 230, 235

Resorption Allgemein versteht man unter Resorption die Aufnahme von Stoffen durch die Haut oder Schleimhaut in die Blut- oder Lymphbahn. Im weiteren und in diesem Buch verwandten Sinne bedeutet es die Auflösung von z. B. Knochen oder Zahnhartgeweben. Bei den Zähnen findet Resorption erwünscht an den Wurzeln der Milchzähne statt, bevor diese durch die bleibenden Zähne ersetzt werden. Eine unerwünschte Wurzelresorption kann bei Zähnen auftreten, die →trans- oder reimplantiert wurden. S. 134

Schmelz Überzug des →Dentins im Kronenbereich. Bestimmt die Form der Zahnkrone. Der Schmelz besteht aus einem hohen anorganischen und sehr geringen organischen Anteil. Er stellt die härteste Substanz des Körpers dar. Da nicht von Zellen belebt, ist der Schmelz auch nicht zu Reparaturleistungen fähig. Daher sind Verluste von Schmelz, z. B. durch Unfall oder Karies endgültig und müssen, damit der Zahn nicht weiter Schaden nimmt, vom Zahnarzt ersetzt werden. S. 11, 15, *30*, *56*, 84, 231, Abb. 17 rechts

Speicheltest Der Speichel hat viele positive, krankheitsverhindernde Funktionen für Zahn und Zahnfleisch. So neutralisieren Puffersysteme des Speichels bis zu einem gewissen Grad Säure. Da z. B. die Milchsäure, die durch Mikroorganismen abgegeben wird, zu den kariösen Schäden an den Zahnsubstanzen führt, ist diese Neutralisation von besonderer Bedeutung. Die individuelle Leistungsfähigkeit der Puffersysteme des Speichels kann mittels Speicheltest gemessen werden. Auch kann die Flußrate des Speichels bestimmt werden. So läßt sich die Funktionsfähigkeit körpereigener Abwehrsysteme überprüfen. S. 219

Transplantation Bei der Transplantation wird Gewebe an eine andere Stelle verpflanzt. Verschiedene Operationstechniken der Parodontologie arbeiten mit der Transplantation von Schleimhaut oder Knochen. Bei der Transplantation von Zähnen wird ein extrahierter (→Extraktion) Zahn in das Zahnfach (→Alveole) eines anderen Zahnes versetzt. S. 133

Überkappung a) Die indirekte Überkappung findet Anwendung, wenn nach der Kariesentfernung am

Zahn nur noch eine dünne Dentinwand die Pulpa bedeckt. Diese Stelle wird mit Kalziumhydroxid belegt, um eine Dentinbildung anzuregen.
b) Bei der Notwendigkeit zur direkten Überkappung ist die Pulpa an einer kleinen Stelle schon eröffnet. Eine Kalziumhydroxidschicht soll hier einen Dentinverschluß dieses Defekts unterstützen. S. 108, 110

Vollprothese (Totalprothese) Prothese zum Ersatz der gesamten Zahnreihe. Da keine Zähne mehr vorhanden sind, muß sich bei der Vollprothese der Halt aus der genauen Paßform, und im Oberkiefer zusätzlich durch den durchgängigen Ventilrand (Saughalt), ergeben. S. 168, Abb. 53

Wechselgebiß Das Gebiß im Übergangsstadium vom Milch- zum bleibenden Gebiß. Es finden sich sowohl Milchzähne als auch Zähne der zweiten Dentition. S. 50

Wurzelkanalbehandlung Die Behandlung des Zahnes bei erkrankter oder abgestorbener →Pulpa, die einen Zahnerhalt ermöglichen soll. Die erkrankte Pulpa oder ihre Überreste werden aus der Markhöhle entfernt. Die Wurzelkanäle werden gereinigt, geglättet und, wenn nötig, erweitert. Gegebenenfalls nach Zwischeneinlagen wird die Markhöhle mit einer dichten Wurzelfüllung versehen. Anatomische Gegebenheiten können den Erfolg der Wurzelkanalbehandlung in Frage stellen oder zusätzliche Behandlungen notwendig machen. S. 113, Abb. 40

Wurzelspitzenresektion Ausgedehnte chronische Entzündungen, anatomische Varianten und viele andere Gründe können eine Wurzelspitzenresektion notwendig machen. Das Gebiet um die Wurzelspitze wird freigelegt und entzündliche Gewebe entfernt. Die Wurzelspitze wird abgetragen und – wenn noch erforderlich – eine Wurzelfüllung vorgenommen. Bei gutem Heilungsverlauf bildet sich im Bereich um die Wurzelspitze wieder Kieferknochen. S. 132

Zahnstein Wenn nicht durch Rauchen, starkes Tee- oder Kaffeetrinken braun angefärbt, zeigt sich Zahnstein in einer hellen gelblichen Farbe. Es handelt sich um durch die Mineralien des Speichels gehärtete Zahnbeläge aus Bakterien (→Plaque) und Nahrungsrückständen. Besonders an Stellen, die stark von Speichel umspült werden (Ausgänge der Speicheldrüsen) und an solchen, wo sich der Speichel sammelt, kommt es zu verstärktem Zahnsteinansatz. Daher sind die Außenflächen der Oberkieferbackenzähne und die zur Zunge gelegenen Flächen der Unterkieferfrontzähne schnell mit Zahnstein belegt. S. 49, *73*, 122, 214, Abb. 33, 71

Das Zement Neben Schmelz und Dentin stellt das Zement die dritte Zahnhartsubstanz dar. Von ihm ist die Wurzeloberfläche überzogen. Das Zement ist ein Teil des →Parodontiums. Die Bindegewebsfasern des Zahnhalteapparats sind in ihm verankert. S. 37, Abb. 20

Der Zement Zemente kommen als Präparate in der konservierenden Zahnheilkunde und der Prothetik zum Einsatz. Aus Pulver und Flüssigkeit wird eine knetbare Paste angerührt, die zur festen Masse aushärtet. Häufige Anwendung als Dentinwandversorgung (Unterfüllung) bei der Füllungstherapie und beim Einsetzen von →Kronen. S. *105*, 161

Ausgewählte Literatur

Antwort der Bundesregierung auf die kleine Anfrage der Abgeordneten Frau Kelly und der Fraktion »Die GRÜNEN« (1990). Drucksache 11/7902

Becker J, Heidemann D (1990) Eine effektive Methode zur Kariesprävention an Okklusalflächen – Die Fissurenversiegelung. DHZ 12:679 ff

Beratungskommision Toxikologie der Deutschen Gesellschaft für Pharmakologie und Toxikologie, Stellungnahme zur Toxizität von Zahnfüllungen aus Amalgam (1990). DHZ 4:170 ff

Braun H (1903) Über den Einfluß des Adrenalins für die Lokalanästhesie. Arch Klin Chir 69:541 ff

Brinkmann G (1992) Die Standortbestimmung der zahnärztlichen Implantologie aus der Sicht des niedergelassenen tätigen Zahnarztes. Zahnärzte-Jahrbuch, Jahrbuch Verlag, Bonn

Bundesgesundheitsamt (1992) Amalgame in der zahnärztlichen Therapie, Berlin

Cornelius B (1988) Warum Zahnfüllungen in Zahnwunden? Der Naturarzt

Deutscher Arbeitskreis für Zahnheilkunde (Hrsg.) (1993) Indikationskarte zur Kariesprophylaxe mit Fluoriden. Groß-Gerau

DHZ (INFO-Z) (1990) Keine Gefährdung für ungeborenes Kind durch Amalgam. DHZ 8:348

Donaldson JA (1980) The use of gold in dentistry. Gold Bulletin, pp 117 ff

Duschner H (1987) Fluorid und seine Reaktionsmechanismen im Biotop Mundhöhle. ZM 4:360 ff

Fédération Dentaire Internationale (FDI) (1991) Grundsatzerklärung über Amalgam in der Zahnheilkunde. ZM 22:2244 ff

Foitzik Ch (1991) Enossale Implantate in der Praxis. DHZ 6:287 ff
Forth W (1990) Quecksilberbelastung durch Amalgam-Füllungen? DHZ 4:173 ff
Frenkel G (1989) Die ambulante Chirurgie des Zahnarztes. Hanser, München
Gäbert-Gallo C (1992) Das Amalgamproblem. DZW
Gehring F (1990) Kariesprophylaxe durch den Einsatz von Zukkerersatzstoffen. ZM 8:900 ff
Gentz A (1976) Ärztlicher Rat zur Verhütung von Zahnerkrankungen bei Kindern und Erwachsenen. Thieme, Stuttgart
Gülzow H-I (1990) Kariesprophylaxe durch den Zahnarzt. ZM 8:896 ff
Heidemann D (1991) Lasertechnologie in der Zahnmedizin – Segen oder Sackgasse? DHZ 3:152
Hellge A (1991) Der Nd:YAG-Laser in der Endodontie und der vollkeramischen Prothetik. Dental Magazin 3:43 ff
Hellwege KD (1991) Die Praxis der zahnmedizinischen Prophylaxe. Hüthig, Heidelberg
Hoffmann-Axthelm W (1983) Lexikon der Zahnheilkunde. Quintessenz-Verlag, Berlin
Hoffmann-Axthelm W (1985) Ein Jahrhundert Lokalanästhesie. Aktuelle Aspekte der zahnärtzlichen Lokalanästhesie. Hoechst, Freiburg/i.Br., S. 7 ff
Hunt LB (1980) The long history of lost wax casting. Gold Bulletin, pp 160 ff
Ketterl W (1987) Endodontie. Praxis der Zahnheilkunde, Bd. 3. Urban & Schwarzenberg, München, S. 1 ff
Ketterl W (1987) Diagnostik der Karies. Praxis der Zahnheilkunde, Bd. 2. Urban & Schwarzenberg, München, S. 85 ff
Ketterl W (1987) Versorgung defekter Zähne mit Füllungen. Praxis der Zahnheilkunde, Bd. 2. Urban & Schwarzenberg, München, S. 163 ff
Kimmel K (1990) Die Oralimplantologie auf dem Weg in die Zukunft. Dental Spiegel 4:37 ff
Koller C (1884) Vorläufige Mitteilung über lokale Anästhesierung am Auge. Berichte Dtsch Ophtalm Ges, S. 60 ff
Kollmann W (1991) Gesunde und schöne Zähne. Humboldt, München
König KG (1971) Karies und Kariesprophylaxe. Goldmann, München

König KG (1987) Ernährungsberatung in der Zahnarztpraxis. ZM 13:1446 ff

König KG (1987) Karies und Parodontopathien. Thieme, Stuttgart

König KG (1987) Ursachen der Karies. Praxis der Zahnheilkunde, Bd. 2. Urban & Schwarzenberg, München, S. 1 ff

Koort H, Frentzen M (1990) Laseranwendung in der Zahnmedizin. ZM 17:1882 ff

Körber K (1985) Zahnärztliche Prothetik. Thieme, Stuttgart

Körber K, Ludwig K (1982) Zahnärztliche Werkstoffkunde und Technologie. Thieme, Stuttgart

Kreter F, Pantke H (1979) Einführung in die Zahnheilkunde mit Grenzinformationen. Quintessenz-Verlag, Berlin, S. 150 ff

Kröncke A (1990) Zur Toxizität des Amalgams. ZM 14: 1601

Krüger E (1985) Lehrbuch der chirurgischen Zahn-, Mund- und Kieferheilkunde, Bd. 1 und 2. Quintessenz-Verlag, Berlin

Krüger E (1986) Operationslehre für Zahnärzte. Quintessenz-Verlag, Berlin

Lampert F (1991) Composite-Füllungen im Seitenzahnbereich. Phillip Journal 3:121 ff

Lautenbach E (1990) Zahn Mund Kiefer. Karger, Basel

Lehmann KM (1982) Einführung in die Zahnersatzkunde. Urban & Schwarzenberg, München

Lotzmann U (1985) Die Prinzipien der Okklusion. Verlag Neuer Merkur, München

Mackert JR (1991) Dental Amalgam and Mercury. JADA 122:54 ff

Markert C (1983) So retten Sie Ihre Zähne. Bioverlag Gesundleben, Hopferau-Heimen

Marxkors R, Meiners H (1982) Taschenbuch der zahnärztlichen Werkstoffkunde. Hanser, München

Moore KL (1990) Embryologie. Schattauer, Stuttgart

Müller R (1949) Hygiene. Urban & Schwarzenberg, München

Naujoks R (1987) Epideminologie der Karies. Praxis der Zahnheilkunde, Bd. 2. Urban & Schwarzenberg, München, S. 25 ff

Naujoks R (1987) Prophylaxe der Karies. Praxis der Zahnheilkunde, Bd. 2. Urban & Schwarzenberg, München, S. 47 ff

Pantke H (1987) Inlay. Praxis der Zahnheilkunde, Bd. 2. Urban & Schwarzenberg, München, S. 211 ff

Pilz MEW (1985) Praxis der Zahnerhaltung und oralen Prävention. Hanser, München

Praktisches Bibelhandbuch (1962) Wortkonkordanz. Katholisches Bibelwerk, Stuttgart
Raetzke P, Parodontologie. Kassenärztliche Vereinigung Hessen, Frankfurt/M.
Reckort H-P (1987) Das Amalgam kommt wieder ins Gerede. ZM 17:1803
Renggli HH, Mühlemann HR, Rateitschak KH (1984) Parodontologie. Thieme, Stuttgart
Sauerwein E (1985) Zahnerhaltungskunde. Thieme, Stuttgart
Schneider H (1992) Konservierende Zahnheilkunde. Apollonia Verlag, Linnich
Schnitzer JG, Nie mehr Zahnweh. Schnitzer Verlag, St. Georgen/Schwarzwald
Schriever A, Heidemann D (1991) Laser statt Bohrer? DHZ 1:30 ff
Schroeder HE (1982) Orale Strukturbiologie. Thieme, Stuttgart
Schroll K (1980) Zahnärztliche Chirurgie. Schattauer, Stuttgart
Schulte A (1990) Neue Wege in die Kariesprävention. ZM 7:796 ff
Schumacher G-H (1973) Embryonale Entwicklung des Menschen. Gustav Fischer Verlag, Stuttgart
Stifung Warentest (1989) Viel Schaum um Nichts. Sonderheft Kosmetik
Strübig W (1989) Geschichte der Zahnheilkunde. Deutscher Ärzte Verlag, Köln
Tetsch P (1990) Künstliche Zahnwurzeln. Forschungsmagazin der Johannes Gutenberg-Universität Mainz 7:78 ff
Tetsch P (1991) Konsensus – Konferenz zur Implantologie. ZM 5:481 ff
von Velzen SKT, Genet JM, Kersten HW, Moorer WR, Wesselink PR (1988) Endodontie. Deutscher Ärzte Verlag, Köln
Wahl G, Bastänier St (1991) Der Softlaser in der postoperativen Nachsorge bei denoalveolaren Eingriffen. ZWR 8:512 ff
Weinert-Grodd A (1991) Kariesdiagnostik – Methoden und therapeutische Maßnahmen. ZM 14:1375 ff
Will C (1991) Orale Implantate. Indikation – Kontraindikation. ZM 22:2261 ff
Wirz J (1990) Ist die Verwendung von Silberamalgam im Rahmen der Zahn-, Mund- und Kieferheilkunde bedenklich? DHZ 4:165
Witzel P (1991) Ab September 1991 fluoridiertes Kochsalz auch in Deutschland. DHZ 10:538 ff

Abbildungs- und Tabellennachweis

Strichzeichnungen

1–4, 7–16, 18–20, 22–25, 27–29, 32–34, 43, 47, 48, 50–56, 64, 73	vom Autor
5, 6	vom Autor, Schemata nach Moore K (1990) Embryologie. Schattauer, Stuttgart
26	vom Autor, nach König KG (1987) Karies und Parodontopathien. Thieme, Stuttgart
58	von Brühl S, nach Schneider H (1992) Konservierende Zahnheilkunde. Apollonia Verlag, Linnich
36, 59	von Singer K, Mainz
39, 40, 46	von Singer K, Mainz und dem Autor
67	von Zimmermann R, Mainz und dem Autor

Fotos

30, 31, 35, 41, 42, 44, 45, 57, 60, 62, 65, 68, 71	vom Autor
17, 21	Mit freundlicher Genehmigung aus: Kreter F, Pantke H (1979) Einführung in die Zahnheilkunde mit Grenzinformationen. Quintessenz, Berlin (Abb. 21 nach Meyer W)

37, 38	von Mende T, Bad Nauheim und dem Autor
49	Mit freundlicher Genehmigung der Fa. IMPLA, Rosbach
66	von Giffels W, Frankfurt/M.
61, 70	von Mayet W, Mainz
63, 69, 72	Mit freundlicher Genehmigung aus: Hellwege KD (1991) Die Praxis der zahnmedizinischen Prophylaxe. Hüthig, Heidelberg

Tabellen

1	verändert nach Schroeder HE (1982) Orale Sturkturbiologie. Thieme, Stuttgart, S. 288 und S. 294
2	verkürzt nach König KG (1987) Karies und Parodontophathien. Thieme, Stuttgart, S. 286

Springer-Verlag und Umwelt

Als internationaler wissenschaftlicher Verlag sind wir uns unserer besonderen Verpflichtung der Umwelt gegenüber bewußt und beziehen umweltorientierte Grundsätze in Unternehmensentscheidungen mit ein.

Von unseren Geschäftspartnern (Druckereien, Papierfabriken, Verpackungsherstellern usw.) verlangen wir, daß sie sowohl beim Herstellungsprozeß selbst als auch beim Einsatz der zur Verwendung kommenden Materialien ökologische Gesichtspunkte berücksichtigen.

Das für dieses Buch verwendete Papier ist aus chlorfrei bzw. chlorarm hergestelltem Zellstoff gefertigt und im ph-Wert neutral.

GPSR Compliance
The European Union's (EU) General Product Safety Regulation (GPSR) is a set of rules that requires consumer products to be safe and our obligations to ensure this.

If you have any concerns about our products, you can contact us on

ProductSafety@springernature.com

In case Publisher is established outside the EU, the EU authorized representative is:

Springer Nature Customer Service Center GmbH
Europaplatz 3
69115 Heidelberg, Germany

www.ingramcontent.com/pod-product-compliance
Lightning Source LLC
LaVergne TN
LVHW010255260326
834688LV00044B/1291